MEDIZIN ENDLICH VERSTÄNDLICH

DR. MED. JOHANNES WIMMER

# DIE 3 GROSSEN FITMACHER

*Alles für ein langes Leben:*

- Darmgesundheit
- gesunder Schlaf
- starkes Immunsystem

# INHALT

# LIEBE LESERIN, LIEBER LESER,

in der letzten Zeit hat sich einiges verändert. Vor ein paar Jahren haben sich die meisten von uns noch nicht so viele Gedanken über ihre Gesundheit gemacht. Klar, so ganz grundsätzlich natürlich schon. Aber man hat nicht jeden Husten, nicht jeden Schnupfen auf die Goldwaage gelegt. Seit der Corona-Pandemie ist die Lage jedoch eine andere: Wir hören viel aufmerksamer in uns hinein, wir sind wachsamer. Denn so viel ist spätestens jetzt klar: Unsere Gesundheit ist angreifbar. Ganz egal, ob wir noch jünger oder schon etwas älter sind.

Aber wenn wir mal ehrlich sind, wissen wir das natürlich alle längst, denn Corona ist ja nicht die einzige Bedrohung für unsere Gesundheit. Wir kennen alle jede Menge Schwach- und Krankmacher, die uns den ganz normalen Wahnsinn des Lebens noch einen Zacken schwerer machen können. Sie wirken auf den ersten Blick zwar oft weniger dramatisch, rauben uns aber mindestens zwei entscheidende Dinge: unsere Energie und unsere Lebensqualität. Und wenn es ganz übel läuft, sogar einen Teil unserer Lebenszeit.

Aber um das einschätzen zu können, ist es wichtig zu verstehen, wovon hier überhaupt die Rede ist. Und als Arzt liegt es mir natürlich ganz besonders am Herzen, das eine oder andere Rätsel aus unserer Körperwelt zu lüften. Zum einen, damit medizinisches Wissen den Schrecken verliert und jedem zugänglich ist, aber auch, damit jeder Mensch versteht, was eigentlich im Körper vor sich geht. All die wunderbaren Dinge, die jeden Tag ganz automatisch funktionieren, von denen wir aber oft gar nicht so viel mitbekommen. Denn das Tolle ist: Auch wenn wir uns manchmal um unsere Gesundheit sorgen – unser Körper rackert sich jeden Tag ab, damit wir gesund bleiben, damit es uns gut geht. Und ganz ehrlich: Das macht er richtig klasse!

In diesem Buch möchte ich dich darum einladen, drei Systeme deines Körpers näher unter die Lupe zu nehmen: deinen Darm, dein Immunsystem und deinen Schlaf. Wieso gerade diese drei Bereiche, fragst du dich? Ganz einfach: Sie sind nicht nur unglaublich wichtig für deine Gesundheit und dein Wohlbefinden, sondern auch wirklich komplex, spannend und faszinierend.

Wir starten mit einem ganz entscheidenden Faktor für deine Gesundheit, und zwar mit deinem Darm. Ich weiß, das allerbeste Image hat er nicht. Und ja, manchmal ist er ganz schön träge oder rumpelt ordentlich vor sich hin. Er blubbert mal laut, mal leise, krampft oder macht mit einem drückenden Gefühl auf sich aufmerksam. Aber so viel ist klar: Den größten Teil unseres Lebens verbringt er damit, den Laden zu schmeißen – und zwar ohne sich groß zu beschweren. Denn ohne deinen Darm geht in deinem Körper tatsächlich gar nichts. Hier wird dein Essen verdaut, klar, aber es werden auch all die lebenswichtigen Nährstoffe aus Gemüse, Obst und Co. aufgenommen und dorthin transportiert, wo sie gerade gebraucht werden, und es werden verschiedene Hormone produziert. Und wusstest du, dass sich auch Immunzellen im Darm befinden? Genauer gesagt, im Dünn- und Dickdarm? Rund 80 Prozent aller Abwehrreaktionen laufen hier ab, was den Darm zu einem ganz entscheidenden Teil unseres Immunsystems macht, also zu einem Teil unserer körpereigenen Abwehrkräfte. Spannend, oder? Im ersten Part dieses Buches sprechen wir darum en détail über den Darm, über seine vielen guten Seiten, seine Funktion und die Milliarden an Bakterien, die ihn bewohnen. Und natürlich darüber, was du alles tun kannst, damit er reibungslos ans Licht befördert, was in die Schüssel soll. Ohne zu knurren und zu rebellieren, versteht sich.

Im zweiten Teil dieses Buches geht's um dein Immunsystem. Denn auch, wenn du vielleicht glaubst, schon alles über deine körpereigenen Abwehrkräfte zu wissen, garantiere ich dir, dass dir nach diesem Kapitel alle Zusammenhänge noch klarer sind – denn nicht nur der Darm spielt eine entscheidende Rolle, wenn es um die Bekämpfung von krank machenden Eindringlingen und Zellveränderungen geht, sondern es gibt noch en détail paar weitere Einsatzkräfte, die alles dafür tun, damit du gesund bleibst. Klar, manchmal dauert es etwas, bis sich unser Schutzschild aktiviert, und hin und wieder bekommen wir auch zu spüren, wie es richtig ackern muss, wenn wir zum Beispiel Fieber bekommen oder uns das klassische Erkältungstrio aus Husten, Schnupfen und Heiserkeit erwischt. Aber selbst wenn es mal schwächelt, steckt dahinter noch immer ein hochfunktionales Supersystem, das wir gemeinsam erkunden wollen. Wir schauen uns an, was es stark macht und welche Störfaktoren wir ganz easy aus dem Weg räumen können, damit dein inneres Abwehrsystem möglichst mit voller Kraft arbeiten kann. Denn allein durch deinen Lebensstil kannst du die Helfer in deinem Körper schon wirkungsvoll unterstützen.

Im dritten Teil kommen wir zu einem ganz entscheidenden Faktor für deine Gesundheit, und das ist dein Schlaf. Denn mal ehrlich: Weißt du, warum du eigentlich schläfst? Oder warum du nachts manchmal wach liegst? Vielleicht gehörst du ja auch zu den Menschen, die den guten alten Bruder Schlaf eher unter dem Beinamen »Der Feind in meinem Bett« kennen. Durchwachte Nächte, stundenlanges Hin- und Herwälzen, aufwühlende, schlechte Träume – ja, das kann einen wirklich fix und fertig machen. Und zwar so sehr, dass man irgendwann nur noch zombiemäßig durch den Tag stolpert, statt fit, wach, ausgeschlafen und gut drauf zu sein. Wenn du diese Probleme kennst, ist der dritte Teil dieses Buches genau das Richtige für dich, denn darin erkunden wir gemeinsam, was es mit dem Schlafen eigentlich auf sich hat, warum es so wichtig für dich, deinen Körper und deine Gesundheit ist – und natürlich auch, wie du in Zukunft besser ein- und durchschlummern kannst.

Ich wünsche dir viel Spaß auf unserer gemeinsamen Reise!

Alles Liebe und bleib gesund!

Dein
Dr. [illegible]

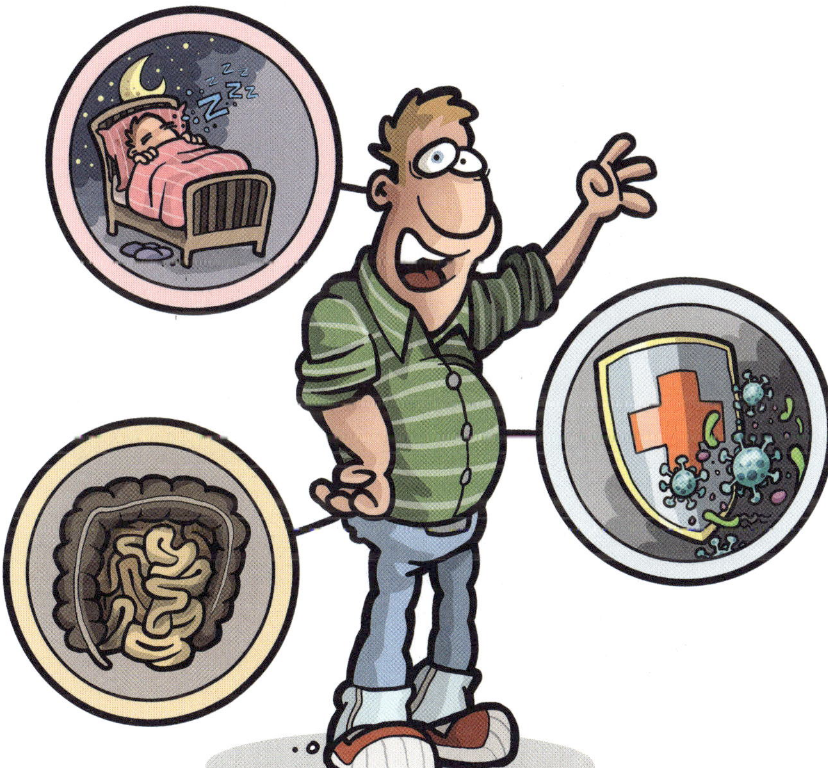

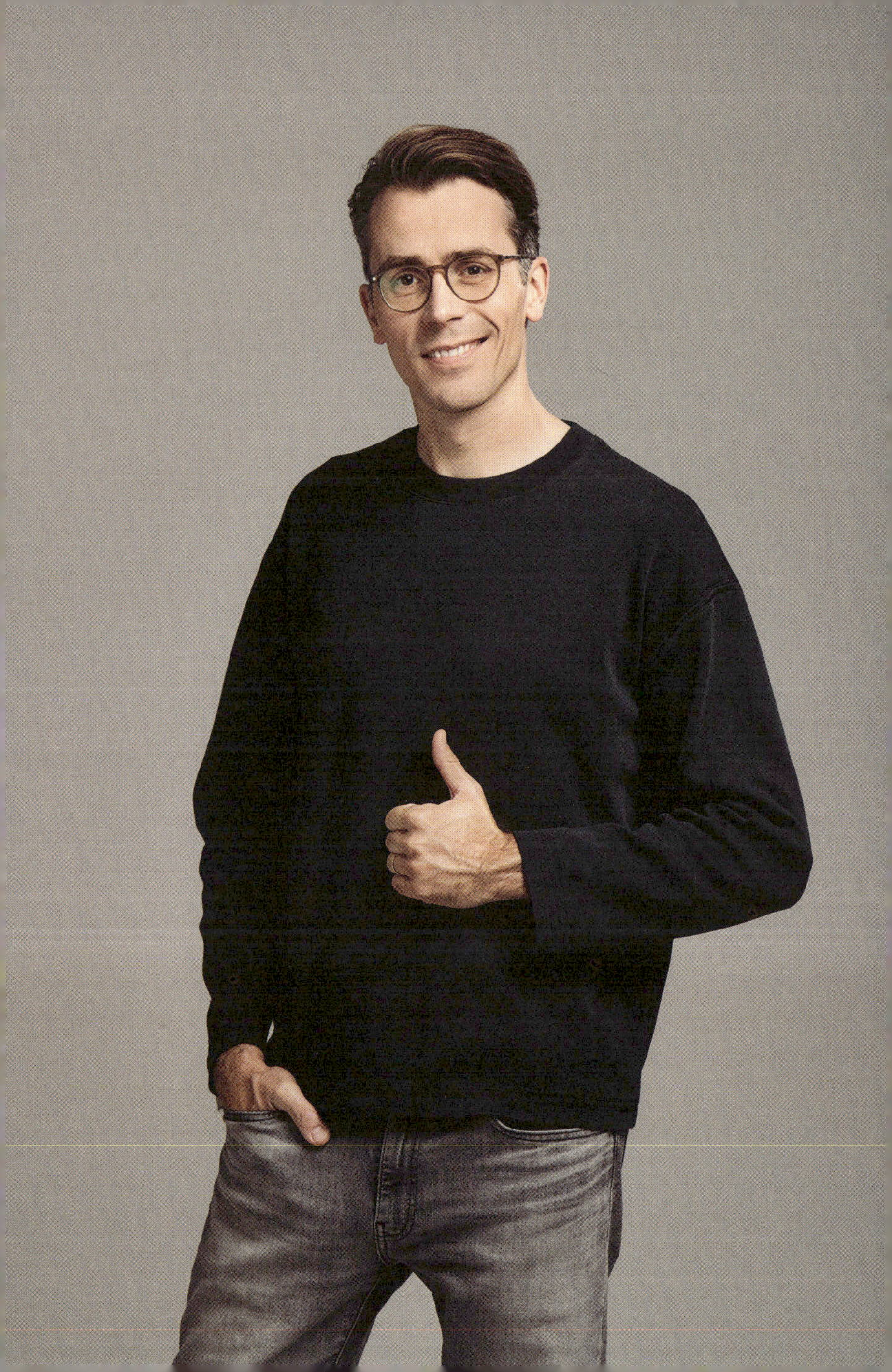

# DARM

Über Jahrzehnte hinweg galt er in unseren medizinischen Breiten als, nun ja, Schmuddelkind – außer natürlich bei seinen Fans, den Gastroenterologinnen und Gastroenterologen. Natürlich kann nicht jeder Mediziner König der Herzen (Kardiologe), Neurochirurgin oder Notarzt werden, aber angesichts der unglaublichen Erkenntnisse, die die Forschung in den letzten Jahrzehnten über unseren Verdauungstrakt und seine unzähligen lebenswichtigen Aufgaben gewonnen hat, fragt man sich: Muss das überhaupt sein? Fakt ist: Die Gastroenterologie hat mittlerweile eine leuchtende Zukunft. Nicht nur Ärzte haben längst erkannt, wie spannend unser Verdauungstrakt mit seinen vielfältigen lebenswichtigen Funktionen ist. Spätestens seit Giulia Enders' Charmeoffensive hat der Darm die Schmuddelecke verlassen. Die Darmgesundheit und damit auch die Darmerkrankungen sind mehr als salonfähig geworden. Insbesondere die Darmflora ist zum Superstar in der Forschung avanciert. Denn auch wenn wir alle oberflächlich betrachtet den baugleichen Verdauungskanal haben, gibt es doch wesentliche Unterschiede: seine Bewohner. Das sind Billionen von Bakterien unterschiedlichster Couleur, mehrere Hundert Arten sollen es sein. Sie bilden das sogenannte Mikrobiom, dessen Zusammensetzung bei jedem Menschen anders ist, je nachdem, wie er isst und lebt. Fakt ist, dass der Darm – neben seiner Verdauungsfunktion – mit seinem Mikrobiom eine entscheidende Rolle dabei spielt, wie gesund wir sind und wie wir uns fühlen. Denn hier befindet sich ein Großteil unserer körpereigenen Abwehr gegen unerwünschte Eindringlinge, Viren, Pilze und Co. Außerdem beherbergt unser Darm auch noch einen Teil des Nervensystems, das sogenannte Bauchhirn. Es steht in engem Kontakt mit dem Kopfhirn und ist, wie wir inzwischen wissen, Chef im Ring.

# GESTATTEN: DARM

Unser Verdauungstrakt ist eine Einheit von Organen, die nacheinander geschaltet sind. Man könnte auch sagen: ein Riesenschlauch, der in der Mundhöhle beginnt und am Darmausgang endet.

## Erst mal vorverdauen: Magen

Sobald du einen Bissen heruntergeschluckt hast, gelangt er – am besten gut zerkaut, das mag unser Verdauungssystem am liebsten – in die Speiseröhre. Die Röhre ist etwa 25 Zentimeter lang und führt Gekautes und Flüssiges auf direktem Weg in den Magen. Das dauert ungefähr 30 Sekunden. Dieses Organ sieht aus wie ein Sack und ist auch einer, denn hier wird gesammelt und ordentlich durchgemischt. Der Magen ist innen mit einer Schleimhaut ausgekleidet, die jeden Tag 1 bis 1,5 Liter Verdauungssäfte herstellt. Das ist vor allem – nicht wundern – Salzsäure. In dieser Suppe wird der Nahrungsbrei vorverdaut, das dauert, je nachdem, was du gegessen oder getrunken hast, zwischen ein paar Minuten und acht Stunden. Flüssigkeit geht schnell, Fettiges wie etwa Ölsardinen oder Schmalzbrot dauert. Danach geht es weiter in den Dünndarm.

## Ganz schön verwickelt: Dünndarm

Der Darm ist der Hauptteil unseres Verdauungstrakts, der Dünndarm der längste Abschnitt davon. Über 4 bis 7 Meter schlängelt er sich im Bauch und bildet das Dünndarmgekröse.

Der Dünndarm setzt sich aus drei Abschnitten zusammen. Der Teil, der direkt auf den Magen folgt, ist der Zwölffingerdarm (Duodenum). Er ist 25 bis 30 Zentimeter lang, das entspricht der Breite von zwölf Fingern, und bildet die Form eines »C«. Ans Duodenum schließt sich der Leerdarm (Jejunum) an, gefolgt vom Krummdarm (Ileum). Das Ende des Ileums liegt im rechten Unterbauch, hier mündet der Dünndarm in den Dickdarm.

Der Speisebrei, der aus dem Magen in den Dünndarm gelangt, wird hier noch weiter abgebaut. Daran beteiligt sind verschiedene Verdauungssäfte aus der Bauchspeicheldrüse und aus der Leber, aber auch Enzyme, die sich im Dünndarm befinden. Schließlich werden dem Nahrungsbrei im Dünndarm 80 Prozent des Wassers entzogen, wodurch er eingedickt wird.

Der Dünndarm ist reich an hormonbildenden Zellen. Das Glückshormon Serotonin, das hier vor allem gebildet wird, fördert die Beweglichkeit der Muskelwand. Andere wirken auf die umliegenden Organe wie Bauchspeicheldrüse, Magen und Leber, von der Gallenflüssigkeit produziert wird.

### ARBEITSTEILUNG

Die Hauptaufgabe des Dünndarms besteht darin, zu verdauen und die Nährstoffe, die du beim Essen aufgenommen hast, so weit aufzuspalten, dass die Darmwand sie aufnehmen kann und sie in die Blutbahn wandern können. Der Dickdarm ist für die Reste zuständig. Er verwertet alles, was noch geht, und bereitet alles Unbrauchbare für den Transport nach außen vor. Dabei spielt das Mikrobiom (siehe Kapitel »Hier ist was los – das Mikrobiom«) eine wichtige Rolle.

## Firewall Mukosa

Der Darm ist innen von einer Schleimhaut ausgekleidet, der Mukosa. Ihre wichtigste Funktion neben der Abwehr von Parasiten und Bakterien besteht darin, Wasser und Nährstoffe aufzunehmen. Im Darm bietet sie dazu eine besonders große Oberfläche. Auf den ersten Blick ist das schwer vorstellbar, wenn man sich den gewundenen Schlauch im Bauchraum anschaut. Die Mukosa ist aber in Falten gelegt und verfügt außerdem über Zotten, das sind fingerförmige Ausstülpungen, sowie Krypten, das sind Einbuchtungen. Die Zotten haben noch eine Sonderausstattung zu bieten: Mikrovilli, das sind fadenförmige Zellfortsätze. Durch all diese Spezialbauten wird die innere Oberfläche des Darms um das 300-Fache vergrößert und kann verwertbare Nahrungsbestandteile besonders gut aufnehmen.

Darüber hinaus besteht die Mukosa aus mehreren sehr dünnen Schichten, unter anderem aus einer Schleimhautmuskelschicht. Hier sind die Muskelfasern quer und längs verlaufend angeordnet, damit sich der Darm in alle Richtungen zusammenziehen kann, um den Nahrungsbrei weiterzutransportieren.

Unter der Mukosa befindet sich die Submukosa, das ist eine Bindegewebsschicht. Hier enden feinste Blutgefäße, Lymphbahnen und Nervenverästelungen. Die äußerste Schicht der Darmwand nennt man Serosa oder Adventitia, sie besteht ebenfalls aus dünnem Bindegewebe.

Eine besonders wichtige Rolle bei der Abwehr von Schädlingen und Krankheitserregern spielt das lymphatische Gewebe im Darm. Es besteht aus zahlreichen einzelnen Lymphknoten in der Schleimhaut.

Im Duodenum und Jejunum schließlich wandern die aufgespaltenen Bestandteile deines Essens sowie Spurenelemente und Mineralstoffe ins Blut. Im Ileum werden noch Vitamin B12 und Gallensäuren aus dem inneren Hohlraum des Darms (Darmlumen) aufgenommen und in den Blutkreislauf geschleust.

## MULTIKULTI-WG

Die Riesenfläche im Darm steht keinesfalls leer, sie wird bewohnt, und zwar von unzähligen Bewohnern. Auf einem Quadratzentimeter leben mehr Bakterien, Pilze und auch Viren als Menschen auf unserem Planeten. Nicht alle von ihnen sind verträglich, einige stellen giftige Substanzen her und machen Bauchschmerzen oder Durchfall, die meisten von ihnen stehen allerdings im Dienst unserer Gesundheit (siehe Kapitel »Hier ist was los – das Mikrobiom«).

## Letzte Ausfahrt Dickdarm

Was von der Nahrung jetzt noch übrig ist, landet schließlich im Dickdarm (Intestinum crassum). Der hat einen deutlich größeren Durchmesser als der Dünndarm, eine buckelige Oberfläche, ist etwa 1,50 Meter lang und rahmt die Dünndarmschlingen ein. Zugleich befinden sich um den Dickdarm herum Millionen von Nervenzellen: Dieses sogenannte Bauchhirn – auch oft Darmhirn genannt – steuert den Verdauungsprozess und macht deinen Bauch zugleich empfindsam. Aus diesem Grund führen Stress und Angst oft zu Verstopfung, Durchfall oder Krämpfen, während Freude und gutes Essen ein positives Bauchgefühl verursachen. Heißt: Geht's dir gut, geht's auch dem Bauch gut. Und umgekehrt.

Grundsätzlich gliedert sich der Dickdarm in drei Abschnitte: den Blinddarm mit dem Wurmfortsatz als Anhängsel, den Grimmdarm (Colon) mit einem aufsteigenden, einem querverlaufenden, einem absteigenden und einem s-förmig gebogenen Teil und den Enddarm (Mastdarm oder Rektum), der wieder nach außen führt.

Die innerste von fünf Schichten, aus denen der Darm besteht, ist die Darmschleimhaut. Hier befinden sich spezielle Zellen (Saumzellen), die aus den Nahrungsresten Wasser aufnehmen. So kann der Dickdarm täglich gut 1,5 Liter Wasser in unseren Körper zurückbefördern. Im Dickdarm wohnen Billionen von Bakterien, Einzellern und Viren, die zu schätzungsweise 400 verschiedenen Arten gehören. Sie wandeln die nicht mehr verwertbaren Nahrungsreste in Kot um und bilden dabei 15 Milliliter Gas pro Stunde. Wenn du Bohnen gegessen hast, kann das auch mal etwas mehr sein.

Im Mastdarm (Rektum), der bis zu 20 Zentimeter lang sein kann, wird der Stuhl gesammelt, damit dieser nicht ständig in kleinen Mengen ausgeschieden werden muss. Er kann dort rein theoretisch bis zu fünf Tage bleiben. Spannend, oder? Noch interessanter ist jedoch, wie er wieder rauskommt: Das schafft unser Körper mithilfe von speziellen Zellen, den sogenannten Becherzellen. Sie sondern Schleim ab, damit die eingedickten Nahrungsreste bestenfalls einfach so aus dem Darm gleiten können.

Damit es da aber kein Malheur gibt, steuert unser Schließmuskel am Ende des Darms die Stuhlentleerung.

## VON WEGEN ÜBERFLÜSSIG

Der Blinddarm ist auch ein Teil unseres Immunsystems. In seiner Wand sind besonders viele Lymphgefäße enthalten, womit er Krankheitserreger und Parasiten abwehren kann. Somit dient uns auch der Wurmfortsatz als Abwehrorgan.

# KOMPETENZWUNDER

Wenn es ein Organ in unserem Körper gibt, das einerseits wenig von sich hermacht – im Vergleich etwa zum Gehirn oder zum Herz –, das aber zugleich jede Menge Strippen zieht, dann ist das unser Darm. Er bietet uns eine breite Palette an Dienstleistungen an, ist ausgestattet mit einer besonderen Portion Feingefühl und gleichzeitig rund um die Uhr voll leistungsbereit. Wir sollten uns also dankbar vor dem großen Gesunderhalter verneigen und ab sofort jeden Tag zum »Tag des Darms« werden lassen. Denn das wäre definitiv das Beste, was du für dich und deine Gesundheit tun kannst.

Warum? Der menschliche Darm ist eine Art Meister aller Klassen. Einerseits ist er unglaublich schlau aufgebaut, nimmt Nährstoffe aus unserem Essen und Trinken auf und verdaut und verstaut alles brav dort, wo es hin oder wieder raus soll. Außerdem ist er unser größtes Hormonsystem und reguliert den Energiehaushalt und den Blutzuckerspiegel. Für diese und andere wichtige Funktionen sind spezialisierte Zellen zuständig. Sie bilden sich aus Darmstammzellen und erneuern sich alle drei bis vier Tage.

Da gibt es die sogenannten enteroendokrinen Zellen (*entero:* den Darm betreffend; *endokrin:* auf das Hormonsystem bezogen), die mehr als zwanzig verschiedene Hormontypen herstellen und Signale an das Gehirn und die Bauchspeicheldrüse schicken. So regulieren sie zum Beispiel, ob du Appetit hast, wann sich dein Magen entleert und wann die Betazellen in deiner Bauchspeicheldrüse das lebenswichtige Hormon Insulin ausschütten sollen.

Außerdem bildet der Darm Hormone, die unser Wohlbefinden und unsere Stimmung beeinflussen. Er hat darüber hinaus selbst viel Gefühl, wie überhaupt der gesamte Verdauungstrakt, zu dem noch ein paar mehr Organe gehören. Das hat sich sogar in unserem Sprachgebrauch niedergeschlagen. Stress oder Ärger schlägt uns auf den Magen und wir spüren Schmetterlinge im Bauch, wenn wir frisch verliebt sind. Wir werden sauer, wenn wir uns ärgern, und machen uns vor Angst in die Hose. Jeder kennt das Gefühl, dass er noch mal ganz schnell aufs Klo muss, bevor die Führerscheinfahrt losgeht oder eine mündliche Prüfung ansteht.

Schließlich stellt der Darm wie ein zuverlässiger Hausmeister unermüdlich Energie bereit und sorgt für unseren Wasser- und Salzhaushalt. Andererseits ist er auch so etwas wie unser Personenschützer, wenn es um Angriffe auf unsere Gesundheit durch Keime oder Viren geht. Eine weitere wichtige Funktion haben die sogenannten Paneth-Zellen. Sie können antimikrobielle Substanzen erzeugen und so Krankheitserreger abwehren. So kann man verstehen, dass der Darm mit vielen verschiedenen Krankheiten in Verbindung steht – das fängt mit chronischen Entzündungen an und geht über Darmkrebs bis hin zu Diabetes.

### Immun-Coaching

Unser Immunsystem wäre ohne das Training durch die zahlreichen Bewohner des Darms, die etwa 39 Billionen Darmbakterien, nicht funktionsfähig. Sie sitzen dicht an dicht an der Darmwand, sodass im besten Fall kein Platz mehr ist für krank machende Erreger. Immerhin 80 Prozent unserer Körperabwehr ist hier angesiedelt. Die Immunzellen lernen hier, welche Substanzen gefährlich sind und welche sie in Ruhe lassen beziehungsweise mit welchen sie eine gute Nachbarschaft pflegen sollten. Wie sich dieses Mikrobiom zusammensetzt, ist unterschiedlich. Es hängt davon ab, was du isst, ob du dich viel bewegst, ob du viel Stress hast und wie du damit umgehst und auch, ob du gerade Antibiotika oder andere Medikamente einnimmst. Du kannst dir das Mikrobiom vorstellen wie den tropischen Regenwald: ein komplexes, wunderbar funktionierendes Ökosystem in perfektem Zusammenspiel, in dem Kahlschlag oder Brandrodung Folgen für das gesamte System haben. Bezogen auf den Darm heißt das: Gerät die Darmflora aus dem Gleichgewicht, schwächelt das Immunsystem, wir werden anfälliger für Infekte und Entzündungen jeder Art. Unter anderem steigt das Risiko für entzündliche Darmerkrankungen, für Herz-Kreislauf-Erkrankungen, für Typ-2-Diabetes und für Krebs.

Im Kapitel »Hier ist was los – das Mikrobiom« erfährst du mehr über dieses System.

### STÖRFAKTOREN

Genies sind empfindlich. Unsere Lebensweise kann unser Ökosystem im Darm also stark beeinträchtigen. Besonders schlecht sind:

- zu viel Zucker und Fleisch in der Ernährung
- unregelmäßiges Essen: zu viel, zu oft, zu schnell, zu spät …
- Medikamente (Antibiotika, Abführmittel, Magensäureblocker, Beruhigungsmittel, Cholesterinsenker, Antibabypille, Schmerzmittel)
- übertriebene Hygiene
- Magen-Darm-Infekte
- chronische Erkrankungen
- Stress
- zu wenig Schlaf
- Bewegungsmangel

## Das zweite Gehirn

Vielleicht ist dir schon die Aussage begegnet, der Darm sei unser zweites Gehirn. Natürlich können wir mit unserem Darm nicht denken, doch er reagiert ähnlich wie unser Kopfhirn auf Gefühle, Stimmungen, Entscheidungen, Erinnerungen. Verantwortlich dafür ist ein Nervengeflecht aus 100 bis 150 Millionen Nervenzellen, das den Darm umschließt. Es wird als Bauch- oder Darmhirn bezeichnet (siehe Kapitel »Darm an Hirn«). Über die Darm-Hirn-Achse kommunizieren die beiden Steuerzentralen in

Bauch und Kopf miteinander. Der Darm sorgt also auch für unser geistiges Gleichgewicht. Beweise für die enge Verbindung zwischen beiden Gehirnen konnten Wissenschaftler anhand von Forschungsarbeiten über bestimmte neurologischen Erkrankungen liefern, also über Krankheiten des Gehirns oder der Nerven.

Sie fanden heraus, dass bei depressiven Patienten bestimmte Darmbakterienstämme vorherrschen, die Substanzen herstellen, welche die Erkrankung begünstigen. So ändert beispielsweise Junkfood die Darmbesiedelung und erhöht damit das Risiko für Depressionen.

Bei Kindern mit Autismus, einer ererbten Erkrankung, konnten Forscher der Chinese University of Hongkong sehen, dass sich ihr Mikrobiom deutlich von dem gesunder Kinder unterscheidet. Das ist insofern von Bedeutung, als einige Gehirnfunktionen auch durch Stoffwechselprodukte der Darmflora beeinflusst werden. Die Darmflora entwickelt sich wie Autismus in den ersten Lebensjahren. Nun wird die Möglichkeit einer frühzeitigen Therapie durch eine Normalisierung des Mikrobioms diskutiert.

Auch bei Parkinson wurden Wissenschaftler im Mikrobiom fündig. Möglicherweise wird die gefürchtete neurodegenerative Erkrankung durch Entzündungen im Darm ausgelöst. Dafür verantwortlich sind noch nicht identifizierte Bakterienstämme, die auch im Darm die Eiweißstoffe herstellen, die zu den typischen Veränderungen im Gehirn führen.

### Hilfe aus dem Darm

Die Darmforschung entdeckt immer wieder neue Zusammenhänge und hilft so dabei, Erkrankungen besser und zielführender zu behandeln. Das betrifft nicht nur die Entstehung von typischen Darmbeschwerden wie Durchfall, Verstopfung und Blähungen oder auch Reizdarm und chronisch entzündliche Darmerkrankungen. Auch Nahrungsmittelunverträglichkeiten, Allergien und Neurodermitis werden heute unter dem Aspekt der Wechselwirkung mit dem Darm betrachtet, genauso wie Stoffwechselerkrankungen, etwa Typ-2-Diabetes oder Übergewicht.

Dank der intensiven Forschungen in den letzten zwanzig, dreißig Jahren haben wir nicht nur sehr viele Erkenntnisse über den Darm gewonnen, es wurde auch die Therapie von bislang schwer behandelbaren Leiden möglich. Beispielsweise galt ein Reizdarm lange Zeit als psychisch bedingt beziehungsweise als eingebildete Krankheit. Jetzt wurden jedoch konkrete Auslöser im Darm ausgemacht und man weiß, dass bestimmte Lebensmittel und Stress verantwortlich für die Darmprobleme sind. Das Reizdarmsyndrom kann also vermieden werden, wenn die Patientinnen und Patienten auf bestimmte Lebensmittel verzichten.

Auch Colitis ulcerosa und Morbus Crohn, das sind chronisch entzündliche Darmerkrankungen, die schon jungen Erwachsenen zwischen 18 und 25 zu schaffen machen, können besser therapiert werden. Denn man weiß inzwischen, dass bestimmte Gene die Krankheiten begünstigen. Ist das Nod2-Gen auf Chromosom 16 mutiert, besteht ein sehr hohes Risiko, an Morbus Crohn zu erkranken. Das Gen kann nicht mehr unterscheiden, welches Bakterium Feind und welches Freund ist. Also lost das Immunsystem auch bei Kontakt mit einem ungefährlichen Bakterium eine Entzündungsreaktion aus. Für die Betroffenen bedeuten diese Erkenntnisse neue Therapiemöglichkeiten, durch die die Entzündung gezielt bekämpft werden kann.

Multiple-Sklerose-Patienten können vielleicht ebenfalls neuen Therapiemöglichkeiten entgegensehen. Seit einigen Jahren weiß man, dass das Gehirn auf bestimmte Stoffwechselprodukte aus dem Darm angewiesen ist. Das sind zum Beispiel die Propionsäuren, die der Darm aus Ballaststoffen herstellt. Bei Menschen mit Multipler Sklerose ist die Vielfalt der Darmbakterien nicht so groß wie bei Gesunden, unter anderem sind weniger Bakterien zu finden, die Ballaststoffe zu Propionsäure umbauen. Im Rahmen einer Studie gaben die Ärzte den Teilnehmenden Propionsäure mit anderen Medikamenten, was offenbar zu mehr Vitalität und besserer Konzentrationsfähigkeit führte.

Noch sind sehr viele Fragen offen, aber es werden stetig neue Kapitel in der Darmforschung aufgeschlagen. Im Mittelpunkt steht dabei die Rolle des Darm-Ökosystems für unsere Gesundheit, genauso wie die Entstehung und eine bessere Behandlung von Krankheiten.

## DARM IN ZAHLEN

- ◇ Auf 200 bis 500 Quadratmeter Oberfläche bringt es der Darm mit all seinen Zotten und Falten. Das ist größer als ein Basketballfeld. Zum Vergleich: Die Hautoberfläche beträgt im Durchschnitt nur knapp 2 Quadratmeter.
- ◇ Mit einer Länge von 6 bis 8 Metern ist der Darm das längste Organ des Menschen. Er bietet damit die größte Kontaktfläche zur Außenwelt und ist zugleich unsere wichtigste Schutzschicht.
- ◇ Der Darm ist das größte Immunschutzorgan: Zwei Drittel unserer Körperabwehr befinden sich hier, genauer gesagt in der Darmwand.
- ◇ 100 Millionen Nervenzellen befinden sich im Darm, das sind mehr als im Rückenmark.
- ◇ Unser Darm ist aufgrund seiner einzigartigen Ausstattung mit Nervenzellen das einzige unserer Organe, das völlig autonom ist. Er kann sogar dann weitermachen, wenn unsere Steuerzentrale im Kopf ausfallen sollte.
- ◇ Der Darm ist die größte Hormonfabrik im Körper. Hormonzellen schütten mehr als 20 Botenstoffe aus.
- ◇ Im Darm werden über 90 Prozent des Glückshormons Serotonin gebildet.
- ◇ Etwa 39 Billionen Bakterien leben im Darm.
- ◇ Bis zu 1000 unterschiedliche Bakterienarten bilden unsere Darmflora, wie man das Mikrobiom früher auch nannte.

- Das Mikrobiom, die Darmflora, bringt bei einem Erwachsenen etwa 1 bis 2 Kilogramm auf die Waage.
- Die Hälfte des Stuhlgewichts besteht aus Bakterien.
- Ein einzelnes Bakterium ist so vermehrungsfreudig, dass es pro Nacht eine Milliarde neue produzieren kann.
- Während eines Menschenlebens passieren 30 Tonnen Speisen und 50 000 Liter Flüssigkeit den Magen-Darm-Trakt.
- Im Darm befinden sich 39 Billionen freundliche Mikroorganismen, eine Art innere Wohn- und Arbeitsgemeinschaft, die uns gesund hält.

# HIER IST WAS LOS – DAS MIKROBIOM

Guck mal in den Spiegel. Wen siehst du? Dich selbst natürlich. Was du allerdings nicht siehst, ist, wer alles noch in und auf dir lebt. Und das sind ziemlich viele ... Deine Mitbewohner sind für das bloße Auge zwar unsichtbar, für dich und deine Gesundheit aber unverzichtbar. In deinem Darm, aber auch auf der Haut und in anderen Körpergegenden wohnen Milliarden von Mikroorganismen – Kleinstlebewesen –, so nennt man Bakterien, Viren und Pilze.

Experten nennen diese Riesenlebensgemeinschaft das Mikrobiom. Es ist das heiße Forschungsobjekt der letzten Jahre, weltweit fließen Milliarden von Euros und Dollars in seine Entschlüsselung. Seit elf Jahren wird es intensiv untersucht, mittlerweile gibt es über 60 000 Publikationen zum Thema. Ein solchen Hype gab es weder bei Krebs noch bei HIV in den letzten 30 Jahren. Trotzdem wissen Forschende noch weniger als ein Prozent über die komplexen Zusammenhänge, wie der Regensburger Mikrobiomforscher Prof. Dr. Dr. André Gessner betont. Wissenschaftlich gesicherte individuelle Therapieempfehlungen sind bis auf einige wenige Ausnahmen daher noch nicht möglich.

## Das Superorgan

Das Darmmikrobiom, oft auch Darmflora oder einfach Mikrobiom genannt, wird heute auch als eigenständiges »Superorgan« verstanden. Den weitaus größten Anteil daran haben die Bakterienarten Bacteroides spp. (Bacteroides und Prevotella) sowie Firmicutes spp. (vor allem Ruminococcus-, Lactobacillus- und Clostridiumarten). Molekularbiologische Analyseverfahren zur Unterscheidung der verschiedenen Arten und der genetischen Vielfalt zeichnen ein immer deutlicheres Bild, trotzdem sind noch viele Fragen offen. Der Einfluss der Mikroorganismen, so viel lässt sich jetzt schon sagen, ist jedenfalls gigantisch. Warum? Ein Bakterium ist im Vergleich zu einer menschlichen Körperzelle mit sehr, sehr vielen Genen ausgestattet. Während in menschlichen Zellkernen circa 23 000 Gene stecken, stehen die Mikroorganismen über ganze 3,3 Millionen Gene nicht nur miteinander in Kontakt, sondern kommunizieren auch mit den menschlichen Zellen.

## So persönlich wie ein Fingerabdruck

Diese Ansammlung von Mikroorganismen ist bei keinem Menschen gleich wie bei jemand anderem. Wie sie sich zusammensetzt, hängt davon ab, wie fit deine körpereigene Abwehr ist – also deine Immunkompetenz –, davon, was du isst und trinkst und welche Medikamente du einnimmst. Untersuchungen haben gezeigt, dass die Art und Weise, wie sich eine Darmflora beim Kind in seinen ersten drei bis vier Lebensjahren entwickelt, wesentlich zur Ausbildung seiner Körperabwehr beiträgt. So haben Forscherinnen und Forscher beispielsweise festgestellt, dass Mäuse, die ganz ohne Bakterienflora im Darm groß werden und damit komplett keimfrei sind, später Infekten und Parasiten ausgeliefert sind.

Jeder Mensch hat ein individuelles Mikrobiom, vergleichbar mit einem Fingerabdruck. Vom Erbgut her unterscheiden wir uns gerade mal um 0,1 Prozent voneinander, vom Mikrobiom her sind es 60 bis 70 Prozent. Das Mikrobiom bleibt bis ins hohe Alter zum größten Teil stabil, sofern wir nichts an unserem Lebensstil ändern.

## Früher sah's im Darm besser aus

Forschende der Harvard Universität untersuchten 1000 bis 2000 Jahre alte, versteinerte Ausscheidungsprodukte von Menschen aus dem Südwesten der USA und Mexikos. Deren Darmbakterien verglichen sie mit denen moderner Städter. Es stellte sich heraus, dass die Ururahnen in Sachen vielfältiges Mikrobiom eindeutig vorne lagen. Der Grund ist klar: Wildfleisch und Heuschrecken, Wildpflanzen, Beeren und Nüsse sorgen für eine gesündere Zusammensetzung der Darmflora als Fertiggerichte, Süßes und Co. Leider hat sich die Vielfalt unserer Vorfahren nicht erhalten. Knapp 40 Prozent der damaligen Bakterienarten waren in den Stuhlproben der heutigen Menschen gar nicht mehr auffindbar. Außerdem waren die Mikroben in den fossilen Proben offenbar viel besser in der Lage, flexibel auf neue, unbekannte Nahrungsmittel zu reagieren – ein Überlebensvorteil. Unser Mikrobiom ist dagegen deutlich schwächer aufgestellt. Den Verlusten, die wir dabei gemacht haben, konnte sich unser Körper noch nicht anpassen. So steht uns zwar heute eine viel größere Fülle an Nahrungsmitteln zur Verfügung, nur ist unser Mikrobiom so eingeschränkt, dass es damit nicht gut klarkommt. Die Forscher und Forscherinnen vermuten, dass sich damit die zunehmenden Autoimmunerkrankungen des Darms erklären lassen können.

## ENTDECKER DES SUPERORGANS

Den Begriff »Mikrobiom« prägte der Medizin-Nobelpreisträger des Jahres 1958 Joshua Lederberg in Anlehnung an das sogenannte Humangenomprojekt. In erster Linie gehören dazu die Bakterien des Darms, aber auch von Haut, Urogenitaltrakt, Mund, Rachen und Nase. Der US-Molekularbiologe erkannte, dass die Mikroflora ein Teil des menschlichen Stoffwechselsystems ist.

### Der Feind in meinem Darm

Normalerweise, wenn alles gut läuft, ist unser Mikrobiom vielfältig und lebt mit uns in einer friedlichen Koexistenz: Es geht uns rundum gut. Problematisch wird's, wenn sich Krankheitserreger breitmachen. Das ist der Fall, wenn das Mikrobiom durch innere oder äußere Faktoren gestört wird. Starkes Übergewicht (Adipositas), Typ-2-Diabetes und entzündliche Darmerkrankungen wie Morbus Crohn und Colitis ulcerosa bringen das Gleichgewicht im Darm durcheinander oder entstehen selbst infolge einer Störung. Untersucht ein Mediziner die Darmflora, kann er feststellen, wie es um die Gesundheit seines Patienten bestellt ist.

Ein äußerer Faktor, der die Darmflora lahmlegt, sind Antibiotika. Diese bewährten Arzneimittel töten krank machende Bakterien ab – was gut ist, keine Frage –, aber leider nehmen sie dabei auf die guten Mikrobiombewohner keine Rücksicht und auch sie müssen zum Teil dran glauben. Nach einer Behandlung mit Antibiotika muss sich das Mikrobiom also jedes Mal neu aufstellen. Das ist eine enorme Aufgabe, denn die Darmflora ist ein hochkomplexes Gebilde, was sie eben auch anfällig für Störungen macht. So lässt sich zum Beispiel an der Zusammensetzung deines Mikrobioms ablesen, ob du Süßstoff konsumierst, rauchst, Alkohol trinkst sowie jede Änderung deiner Ernährungsgewohnheiten.

## WAS WIR SICHER WISSEN

- ◇ Je vielfältiger dein Mikrobiom ist, desto gesünder bist du.
- ◇ Eine vielseitige Ernährung mit reichlich pflanzlichen Fasern wirkt sich positiv auf die Darmflora aus.
- ◇ Selbst eine kurze Antibiotikabehandlung kann das Mikrobiom nachhaltig verändern.

Die Herausforderung für die Mikrobiomforschung besteht darin, noch mehr zu verstehen, Zusammenhänge zu erkennen und die Wechselwirkung mit dem menschlichen Körper zu entschlüsseln. Noch sind nicht alle Mikroorganismen bekannt, wir wissen noch nicht, welche Funktion jede einzelne Art hat oder was sie zum Überleben braucht. Die Forschenden sind sich allerdings sicher, dass mit dem wachsenden Verständnis neue Medikamente oder Therapieformen gefunden werden können, mit denen sich Infektionskrankheiten, aber auch Tumorerkrankungen, Depressionen und Übergewicht, die jedes Jahr Millionen Menschenleben kosten, behandeln oder sogar verhindern lassen.

# DARM AN HIRN

Du merkst es daran, wenn dir das Wasser im Mund zusammenläuft oder wenn du ganz dringend auf die Toilette musst: Dein Darm steht mit deiner Steuerzentrale im Kopf in regem Austausch, und zwar überall da, wo es wirklich wichtig ist. Beim Essen, beim Ausscheiden, aber auch, was deine Gefühlswelt anbelangt. Ein mulmiges Gefühl oder das Kribbeln der Vorfreude entsteht niemals im Kopf, sondern immer in deiner Körpermitte.

Die genauen molekularen Mechanismen sind zwar noch nicht ganz erforscht. Man weiß aber, dass der Darm über mikrobielle Stoffwechselprodukte, Hormone, Botenstoffe und Nervenbahnen den direkten Draht nach oben hat. Das ist nicht besonders erstaunlich, wenn man überlegt, dass Darm und Hirn aus demselben Stoff gemacht sind. Das verbindet.

Lange bevor Lebewesen auf der Erde ein Kopfgehirn entwickelten, besaßen ihre Vorläufer bereits Nervenzellen in ihrem Verdauungssystem, das ansonsten aus Muskeln, Schleimhäuten und Immunzellen bestand. Aus dieser Urform des Darms entstand das Bauchhirn mit seinen 100 bis 150 Millionen Neuronen, wie wir es heute kennen. Erst später bildeten sich aus genau diesen Nervenzellen Gehirne im Kopf.

Für die lebenswichtige Aufgabe des Verdauens braucht das Hirn im Bauch das im Kopf jedoch gar nicht. Es übernimmt, sobald du den ersten Bissen heruntergeschluckt hast. Das zweite Gehirn analysiert, was in deinem Essen drinsteckt, steuert die Darmbewegungen und kontrolliert, was in die Blutbahn aufgenommen werden soll und was nicht. Auch die Darmentleerung geschieht ausschließlich unter seinem Kommando. Im Gegensatz zu vielen anderen Organen im Körper ist es nicht auf Befehle aus dem Oberstübchen angewiesen. Für das Kopfhirn ist das natürlich superpraktisch, denn es kann sich inzwischen um andere Dinge kümmern.

Trotzdem sind die beiden eng miteinander. Wie eng, das zeigen neurologische Krankheiten wie Morbus Parkinson oder Depressionen, die womöglich im Darm beginnen. Dabei macht das Darmhirn die meisten Ansagen. 90 Prozent aller Infos werden von unten nach oben geleitet, nur 10 Prozent der Nervenfasern geben Signale und Befehle vom Kopfhirn zum Darm weiter.

### Wir sind in Kontakt

Völlig losgelöst ist das Darmhirn also nicht. Für einen guten Draht zwischen unten und oben werden zwei verschiedene Kanäle beziehungsweise Nervengeflechte genutzt, die sich in verschiedenen Schichten der Darmwand befinden. Sie heißen Plexus myentericus (Auerbach-Plexus) und Plexus submucosus (Meissner-Plexus) und bilden zusammen die »Steuerzentrale« der Verdauung, das sogenannte enterische Nervensystem. Hier wird beispielsweise die Durchblutung aller Verdauungsorgane organisiert und es ist zuständig für die Darmbewegungen, die den Speisebrei von einer Station zur nächsten befördern. Das enterische Nervensystem wird wiederum vom Parasympathikus und vom Sympathikus beeinflusst. So regt der Parasympathikus alle für die Verdauung wichtigen Vorgänge an und der Sympathikus fährt sie herunter, beispielsweise bei Stress. Dann werden alle Energien auf eine mögliche Kampf-oder-Flucht-Reaktion verwendet – auch wenn man nur nägelkauend auf seinem Bürostuhl sitzt und sich über den Chef ärgert.

Wir wissen also, dass beide Gehirne unabhängig voneinander arbeiten. Das eine denkt, das andere verdaut. Gleichzeitig kommunizieren die beiden ständig miteinander. Eine zentrale Rolle spielt hierbei der sogenannte Vagusnerv, der fast alle inneren Organe reguliert und quasi die Standleitung zwischen Oberstübchen und Bauch bildet. So gibt der Darm ein Zeichen nach oben, wenn beispielsweise der Magen gefüllt ist oder wir genug getrunken haben und ausreichend mit Flüssigkeit versorgt sind. Die inneren Organe werden anschließend vom Kopfhirn gebrieft, wie es weitergeht. Oder: Du hast etwas Verdorbenes gegessen, der Darm meldet Alarm nach oben und die Steuerzentrale im Kopf gibt dem Nervensystem den Befehl, das Giftige sofort zu erbrechen. Oder: In deinem Darm hat sich etwas entzündet, also gibt es eine Nachricht an die Zentrale im Kopf, die das Immunsystem aktiviert.

### Die Darmbakterien reden mit

Bauchhirn und Kopfhirn kommunizieren also über den Vagusnerv und das enterische Nervensystem. Aber das ist nur die eine Form des Austauschs. In dem Gespräch mischen nämlich auch noch andere Akteure mit, was die ganze Geschichte ziemlich komplex macht. Insbesondere über die Zusammensetzung des Mikrobioms, das ebenfalls als zentraler Bestandteil des zweiten Gehirns gilt, ist das Kopfhirn immer ausreichend informiert. Bakterien, die bei der Verdauung helfen, können beispielsweise die über den Vagusnerv gesendeten Signale beeinflussen und so das Gespräch zwischen Kopf- und Bauchgehirn »einfärben« und manipulieren. Außerdem wirken die Mikroben womöglich auch über die Blutbahn auf Vorgänge im Kopfhirn, indem sie beispielsweise Einfluss auf das Immunsystem nehmen. Nicht zuletzt können manche Bakterien offenbar schneller satt und andere Lust auf Nachschlag machen.

Bestimmte darmfreundliche Bakterien produzieren auch Botenstoffe, über die sie sich in unsere Gefühlslage einbringen können. Die bekanntesten sind der Botenstoff GABA (Gamma-Aminobuttersäure) und Tryptophan, die Vorstufe für das Hormon Serotonin. GABA ist ein Neurotransmitter, also ein Signalmolekül im Nervensystem, und wirkt beruhigend, entspannend und schlaffördernd. Bei Mangel kommt es zu innerer Unruhe und du empfindest Belastungen und Schmerzen stärker.

Tryptophan dagegen ist eine Aminosäure, die ebenfalls von Darmbakterien hergestellt wird und aus der Serotonin gebildet werden kann. Das Wohlfühlhormon entsteht zu über 90 Prozent in unserem Bauch, wo es unsere Darmtätigkeit steuert und das Immunsystem reguliert. Von unserem Darm aus kann Serotonin zwar nicht in den Kopf wandern, da es aus dem Blut nicht ins Hirngewebe übertreten kann. Doch über den Kommunikationsweg Vagusnerv kann es zum limbischen System gelangen, also in den Bereich unseres Gehirns, der für Emotionen zuständig ist.

## GUT ZU WISSEN

Der Forschungsbereich, der sich intensiv mit diesem heißen Draht zwischen Darm und Hirn auseinandersetzt, ist die Neurogastroenterologie. Hier wird unter anderem erforscht, wie der Darm sich auf die Psyche sowie unsere Gefühls- und Gedankenwelt auswirkt.

### Mit Bauch und Seele

Über den Vagusnerv ist unser Bauch direkt mit dem Gefühlszentrum im Kopfhirn verbunden, dem limbischen System. Hier liegt auch der Ursprung aller gefühligen Redewendungen verborgen, die Bauch und Emotionen miteinander verbinden, ob man Schmetterlinge im Bauch hat oder ob sich einem der Magen umdreht. Das limbische System steuert die Entstehung und Verarbeitung von Freude, Wut und Angst. Im Tierversuch zeigte sich, dass sich die Tiere nicht mehr angemessen verhielten, wenn man die Verbindung zwischen den beiden Gehirnen kappte: So zeigten sie keine Angst mehr in Situationen, die sie vorher zum Rückzug bewogen hatten.

Auch die Bewohner des Mikrobioms scheinen einen großen Einfluss auf unsere Gefühlswelt und sogar auf die Persönlichkeit zu haben. Je nach Bakterienansiedelung im Darm verhielten sich Tiere im Versuch mutiger.

Beim Menschen lässt sich dieser Zusammenhang noch nicht eindeutig nachweisen. Aber man hat beobachtet, dass beispielsweise Reizdarmpatientinnen vermehrt zu Depressionen und Angststörungen neigen.

Das Ganze funktioniert aber auch andersherum. Unsere Emotionen wirken auf unseren Darm. So kann Stress beispielsweise jeden Teil unseres Verdauungssystems beeinflussen. Akute Belastungs- und Angstsituationen können zu Bauchschmerzen, Appetitlosigkeit, Übelkeit oder gar Durchfall führen. Dauerstress kann hingegen Verstopfung und Magengeschwüre hervorrufen. Das Kopfhirn schickt die entsprechenden Signale in den Bauch, die dort zu verschiedenen Veränderungen führen: Menschen mit

Angststörungen müssen zum Beispiel viel häufiger auf die Toilette. Bei depressiven Menschen hingegen ist die Darmpassage oft verlängert. Bei Dauerstress ist die Wahrnehmung für alle Vorgänge im Bauchraum gesteigert.

## Natürliches Doping

Noch steckt die Wissenschaft über das genaue Zusammenspiel und die Wirkweise von Bauchhirn und Mikrobiom, Kopfhirn und Botenstoffkommunikation in den Kinderschuhen. Was aber als gesichert gilt, ist: Wenn im Darm alles in Ordnung ist, profitiert der ganze Mensch. Unterschätzt wird das Darmhirn auf jeden Fall schon lange nicht mehr. Und ja, natürlich gibt es schon Überlegungen für besondere Darmmedikamente, die unsere Gefühle, unser Verhalten und unsere Leistung dopen. Aber letztlich landen wir, wenn wir unserem Darm etwas Gutes tun wollen, bei all den Maßnahmen, die uns schon immer gutgetan haben: eine darmfreundliche Ernährung, ausreichend Bewegung und ein gesundes Stressmanagement, beispielsweise durch Entspannungstechniken.

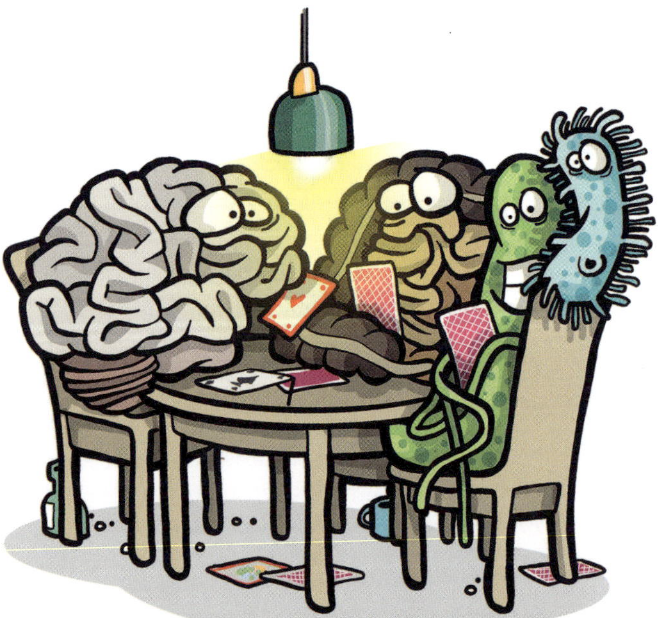

# ALT MIT DARM

Ein biblisches Alter von über 100 Jahren und das auch noch bei guter Gesundheit – das ist leider nicht allzu vielen Menschen vergönnt. Eine aktuelle Untersuchung zeigt jedoch, dass das Geheimnis für ein hohes gesundes Alter im Darm liegen könnte.

Sicher ist, dass ein gesunder Lebensstil beim gesunden Altern hilfreich sein kann – aber es ist eben auch nicht alles. Auch ob die eigenen Eltern und Großeltern hochbetagt verstarben, ist nicht so entscheidend, wie man lange gedacht hat. Heute geht man in der Altersforschung davon aus, dass die Lebensdauer zu weniger als zehn Prozent von den Genen bestimmt ist.

Forscherinnen und Forscher von der japanischen Keio-Universität haben festgestellt, dass das Mikrobiom der entscheidende Faktor sein dürfte, wie fit man das zehnte Lebensjahrzehnt ansteuert. Denn die Darmbakterien wirken auf den Stoffwechsel, das Immunsystem, die Knochengesundheit und auch auf die neurologischen Funktionen. Dafür wurde das Mikrobiom von 9000 Teilnehmenden zwischen 18 und 101 Jahren verglichen. Bei den 77-Jährigen waren zuvor häufige Bakterien vermindert, dagegen hatten seltene Arten zugelegt. Das ergibt einen eindeutigen Vorteil für den Darm: Es herrscht mehr Vielfalt und es entstehen mehr entzündungshemmende Stoffwechselprodukte, die Alterungsprozesse verlangsamen.

Von den Teilnehmenden einer anderen Untersuchung waren 47 zwischen 21 und 55 Jahre alt, 112 zwischen 85 und 89 und 160 Personen über 100. Hier waren manche Bakterienarten im Darm der über Hundertjährigen deutlich häufiger zu finden als bei den jüngeren Teilnehmern. Diese Mikroben sind an der Bildung sekundärer Gallensäuren beteiligt, die wichtig für diverse biologische Abläufe sind, und auch der Darm ist durch sie besser vor Infektionen geschützt. Die Häufung der nützlichen Bakterien hängt womöglich mit den Genen, aber auch mit dem Lebensstil oder der Ernährung zusammen.

# DICK MIT DARM

Ob jemand schlank oder pfundig daherkommt, ist auch eine Frage des Mikrobioms. Es wurde beobachtet, dass sich bei Übergewichtigen im Darm vergleichsweise viele Bakterien der Firmicutes-Stämme befinden, im Gegenzug werden die Bacteroides-Stämme weniger. Dies beeinflusst deine Verdauungspower und wie gut du bestimmte Bestandteile aus deinem Essen verdauen kannst. Außerdem werden über das Bauchhirn Signale an das Kopfhirn geschickt, die deinen Appetit ungünstig beeinflussen.

Im Tierversuch zeigte sich, dass schlanke keimfreie Mäuse, denen Teile des Mikrobioms von dicken Zwillingsschwestern eingepflanzt wurden, danach Gewichtsprobleme entwickelten. Hinweise auf dieses Phänomen gaben auch Fallberichte nach Stuhltransplantationen (siehe Seite 53). Hier beobachtete man eine Gewichtszunahme als Nebeneffekt. Wer nun aber denkt, er bräuchte nur das richtige Mikrobiom und Gewichtsprobleme wären passé, der irrt. Experten gehen zwar davon aus, dass eine Ernährungsumstellung zusammen mit einer Mikroorganismentherapie vorteilhaft sein könnte. Allerdings weiß man noch nicht, welche Mikroben genau für eine Gewichtszunahme verantwortlich sind. Wichtig scheint in dem Zusammenhang eher zu sein, zu welchen Stoffwechselleistungen diese Bakterien fähig sind.

Wer beispielsweise schon von Kindheit an ein Bäuchlein mitschleppt und/oder über Jahre so einseitig isst, dass sich bestimmte Mikroben gar nicht erst im Darm ansiedeln, kann diese nicht einfach so herbeizaubern. Seit einiger Zeit werden deshalb verschiedene Studien diskutiert, in denen das Mikrobiom im Darm durch Probiotika so verändert werden kann, dass Übergewicht vorgebeugt oder behandelt werden kann.

Um dein Mikrobiom zu schützen, ist es auf jeden Fall sinnvoll, nicht zu viel Salz zu essen, da Salz die »guten« Bakterien reduziert. Auch solltest du nicht ohne Not Antibiotika einnehmen, die ebenfalls wertvolle Mikroorganismen im Darm zerstören.

# ECHT KACKE

In anderen Heilsystemen der Welt, wie etwa der Traditionellen Chinesischen Medizin, ist der Blick des Arztes auf den Stuhl eines Patienten ein fester Bestandteil der Diagnosestellung. Im europäischen Raum war es zumindest in den Königshäusern lange Zeit üblich, dass der Leibarzt morgens den Nachttopfinhalt des Monarchen inspizierte. Heute spült man in aller Regel das, was am Ende der Verdauung herauskommt, per Knopfdruck in der Toilette hinunter. Dabei sollte man regelmäßig nachsehen, ob sich der Stuhlgang verändert. Große Farb- oder Konsistenzunterschiede sind zum Beispiel oft Anzeichen für eine Erkrankung.

Stuhl nennt man nicht nur das, worauf man sitzt, sondern auch das, was nach der Verdauung übrig bleibt. Er kommt zum Vorschein, wenn du dem Stuhldrang nachgibst. Sobald der Enddarm gefüllt ist, werden bestimmte Dehnungsrezeptoren in der Analschleimhaut aktiv. Sie senden ein Signal zum Großhirn, das dort registriert und über Nervenfasern wieder an den Absender zurückgeleitet wird. Jetzt öffnet sich der innere Schließmuskel und das Ich-muss-mal-groß-Gefühl entsteht. Zum Entleeren des Darms musst du auch den äußeren Schließmuskel entspannen, das geschieht aber nur, wenn du es willst. Das heißt, du kannst den Toilettengang bei Bedarf hinauszögern, indem du die Beckenboden- und Bauchmuskulatur sowie den äußeren Schließmuskel anspannst. Dann schließt sich auch der innere Schließmuskel wieder und der Stuhldrang lässt für eine gewisse Zeit nach.

Der Stuhl besteht normalerweise zu rund 75 Prozent aus Wasser. Der Rest sind Darmbakterien, unverdaute Nahrungsbestandteile, Darmsekrete sowie Farbstoffe der Galle. Alle Exkremente haben normalerweise eine braune Farbe, allerdings können die unterschiedlichsten Nuancen vorkommen. Verantwortlich für das Braun sind die Abbauprodukte der Gallenfarbstoffe Bilirubin und Biliverdin.

»Das große Geschäft« wurde Ende der 1990er-Jahre von Kenneth Heaton und S. J. Lewis von der Universität von Bristol kategorisiert, womit auch der Stuhl als wissenschaftlich anerkannt gelten durfte. Die Forschenden hatten festgestellt, dass man an der Form der Darmhinterlassenschaften erkennen kann, wie lange Nahrung durch den Körper gebraucht hat. Dabei ist von 10 bis mehr als 100 Stunden alles möglich. Auf diese Weise lassen sich verdauungsbedingte, aber auch andere Erkrankungen erkennen. Und je nachdem, was du gegessen hast und wie kurz oder lang der Weg der Speisen durch den Körper ist, sieht das Ergebnis dann auch unterschiedlich aus.

### Bristol-Stuhlformen-Skala

**Typ 1 – Kleine, harte, schwer auszuscheidende Kügelchen:** Deutet auf Flüssigkeitsmangel, eventuell Ballaststoffmangel und damit Verstopfung hin. Wer weniger als dreimal die Woche Stuhlgang hat, hat vermutlich ein durch Fehlernährung gestörtes Mikrobiom.

**Typ 2 – Wurstartig, klumpig:** Auch diese Stuhlform ist typisch für Verstopfung.

**Typ 3 – Wurstartig mit rissiger Oberfläche:** Gute Verhältnisse, im Darm ist alles in Ordnung. Auf eine ausreichende Flüssigkeitsversorgung achten.

**Typ 4 – Wurstförmig mit glatter Oberfläche:** Das Ergebnis eines ausgewogenen Mikrobioms und einer gesunden Darmschleimhaut. Der Stuhl ist wohlgeformt, geschmeidig und gleitet mühelos heraus.

**Typ 5 – Einzelne weiche Klümpchen mit glattem Rand:** Ebenfalls alles in Ordnung. Eventuell ein bisschen nachhelfen mit mehr Ballaststoffen und der Reduktion von tierischen Fetten und Alkohol.

**Typ 6 – Einzelne weiche Klümpchen mit unregelmäßigem, ausgefranstem Rand:** Leichter Durchfall. Scharfes, Blähendes, Süßes und Fettiges meiden, genauso wie stark Kohlensäurehaltiges, Milchprodukte und Alkohol. Stress runterfahren!

**Typ 7 – Flüssig, ohne feste Bestandteile:** Wässriger Stuhl ist oft durch Viren, Bakterien oder Parasiten verursacht. Wichtig ist es, den Flüssigkeitsverlust sofort wieder auszugleichen. Hält der Durchfall länger als drei Tage an, zur Ärztin oder zum Arzt gehen (siehe Seite 38).

### ALLES GUT

Ein normaler Stuhl entspricht Typ 3 oder 4. Er sollte leicht abzugeben sein, ohne starkes Pressen. Man spricht von einer normalen Stuhlfrequenz, wenn man zwischen dreimal wöchentlich bis zu dreimal täglich Stuhlgang hat. Aus naturheilkundlicher Sicht ist eine Stuhlfrequenz von ein- bis zweimal täglich optimal.

### Farbenspiele

Bestimmte Lebensmittel können den Stuhl einfärben. Eine ungewöhnliche Farbe kann aber auch auf eine Erkrankung hinweisen.

- **Mittelbraun:** Alles gut. Diese Farbe entsteht durch Verdauungssäfte.
- **Schwarzbraun:** Nicht so gut. Die Farbe kann ein Hinweis auf Blutungen im oberen Magen-Darm-Trakt sein. Das sollte ein Arzt klären. Allerdings kann die dunkle Farbe auch durch Eisen- und Kohlepräparate zustande kommen. Dann ist es harmlos.
- **Grün:** Kommt vor, vor allem, wenn du viel grünes Gemüse isst. Bei gleichzeitigem Durchfall ist die Farbe ein Hinweis auf eine Darminfektion mit Salmonellen.
- **Rot:** Rote Bete oder Lebensmittelfarbe färben den Stuhl entsprechend ein. Alles gut also. Hast du nichts Rotes gegessen, könnte Blut im Stuhl der Grund sein, dann bitte sofort zum Arzt!

- **Orange:** Kürbis oder Karotten gegessen?
- **Gelb:** Eine Gelbfärbung kann ebenfalls durch Lebensmittel verursacht werden, aber auch bei einer Glutenunverträglichkeit vorkommen oder bei Problemen mit der Fettverdauung (dann ist der Stuhl zudem meist schmierig, glänzend und stinkt). Bei Verdacht auf die beiden letzteren bitte zum Arzt. Auch Antibiotika können den Stuhl gelblich einfärben.
- **Weiß:** Nicht gut. Hier fehlen die Verdauungssäfte und es gibt vielleicht Probleme mit Leber oder Galle. Zum Arzt bitte.

### Geruchsentwicklungen

Stuhlgang riecht immer und kann sich, abhängig von dem, was du isst, im Geruch verändern. Vegetarier müssen womöglich am wenigsten die Nase rümpfen, da Pflanzen beim Verdauen eine weniger starke Geruchsentwicklung haben als tierische Lebensmittel. Riecht der Stuhl ständig extrem unangenehm, beißend oder faulig, kann dies auch auf eine Verdauungsstörung hinweisen, etwa eine Glutenunverträglichkeit, auf Morbus Crohn, einen Tumor oder eine Entzündung der Bauchspeicheldrüse.

### Toilettensitz

Für unsere Privatgeschäfte nutzen wir in Westeuropa seit knapp 300 Jahren ein Wasserklosett. Dabei gilt die Sitztoilette als am bequemsten und eines der Symbole für die westliche Zivilisation. Aber tatsächlich ist diese Haltung weder natürlich noch gesund. Denn die Natur sieht zur Entleerung eigentlich eine Hocksitzhaltung vor. Hocken wir, haben wir automatisch einen entspannten Beckenbodenmuskel, der Darm ist gerade und nicht abgeknickt. In dieser Haltung muss man auch nicht pressen.

Doch du kannst beides haben, Sitzkomfort und ein entspanntes Gefühl beim großen Geschäft. Du brauchst dafür nur einen 20 Zentimeter hohen Toilettenhocker, auf den du während der Sitzung deine Füße stellst, sodass die Oberschenkel angewinkelt sind. Halte den Oberkörper dabei aufrecht, dann passt es mit dem Winkel und der Darm ist gerade. Zum Testen kannst du es vorab mal mit einem Stapel Zeitungen probieren.

# DARMPROBLEME

Du hast immer mal wieder Bauchschmerzen, Blähungen oder Verstopfung? Ignoriere das bitte nicht. Das kann an deiner Art der Ernährung liegen oder an deinem Lebensstil. Doch es könnte auch etwas Ernsteres dahinterstecken und der Darm macht einfach nicht viel Aufhebens um die ganze Sache. Rechtzeitig hingeschaut und vorgebeugt ist auf jeden Fall besser als abwarten und hoffen, dass sich die Sache von selbst erledigt. Auch wichtig: Männer haben häufig andere Darmprobleme als Frauen.

## DURCHFALL

Jeder Mensch hat es durchschnittlich einmal im Jahr: Magenkrämpfe, Rumoren im Bauch und plötzlich geht es los. Wo ist das nächste Klo? Typisch für Durchfall (Diarrhö) sind häufige Toilettengänge – mehr als dreimal am Tag – und eine eher flüssige Konsistenz des Stuhls. Meist dauert ein akuter Durchfall ein bis zwei Tage, manchmal geht es auch etwas länger.

Durchfall kann viele Ursachen haben: Medikamente, Stress, Ernährung, unter anderem in Form von verdorbenem oder ungewohntem Essen (beispielsweise auf Reisen), mangelnde Handhygiene, Erreger (beispielsweise Kolibakterien, Salmonellen, Rotaviren oder Noroviren). Bei einer Lebensmittelunverträglichkeit, wie etwa Laktoseintoleranz, kann es nach der Aufnahme von Milchprodukten zu Krämpfen, Durchfall und starken Blähungen kommen. Durchfall ist unangenehm, keine Frage, aber eigentlich eine sehr gute Sache, weil Störenfriede, die von außen Stress ins System gebracht haben, gleich wieder hinausbefördert werden. Allerdings verliert der Körper dabei viel Wasser und Mineralstoffe, das ist vor allem für Babys und Kleinkinder, Schwangere, Diabetiker und ältere Menschen durchaus gefährlich.

Wenn du ständig Durchfall hast, solltest du also unbedingt vom Arzt abklären lassen, ob eine Erkrankung zugrunde liegt. Tritt er hin und wieder auf, gibt es in der Regel nichts zu befürchten.

## HAFERSCHLEIM GEGEN DURCHFALL

Gib 60 Gramm zarte Haferflocken, 300 Milliliter heißes Wasser und eine Prise Salz in einen kleinen Topf und koche das Ganze unter Rühren kurz auf. Dann die Hitze reduzieren und den Haferschleim unter ständigem Rühren so lange köcheln lassen, bis er die gewünschte Konsistenz hat.

Der Schleim kleidet den Magen-Darm-Trakt aus und die Ballaststoffe aus dem Hafer sind das perfekte Bakterienfutter.

**Das kannst du tun:** Bei Durchfall unbedingt viel trinken. Am besten Kamillen-, Fenchel- oder Pfefferminztee, wer mag, kann auch Wasser trinken. Zwischendurch Zwieback knabbern, frisch geriebenen (!) Apfel essen, der reich an dem Ballaststoff Pektin ist, oder Haferschleim essen. In Notfällen kannst du kurzfristig (maximal ein bis zwei Tage) auf durchfallhemmende Medikamente oder Kohletabletten zurückgreifen. Um Reisedurchfall vorzubeugen, hilft die Regel: Koch es, schäl es oder vergiss es.

**Zur Ärztin oder zum Arzt:** Bei blutigem Durchfall (häufig ist hier eine Hämorrhoidenblutung die Ursache), Fieber oder wenn der Durchfall länger als drei Tage anhält, solltest du zum Arzt gehen. Auch ein ungewollter und nicht erklärbarer Gewichtsverlust (minus 10 Prozent des ursprünglichen Körpergewichts) ist ein Warnzeichen und sollte umgehend abgeklärt werden.

## VERSTOPFUNG

Wann warst du das letzte Mal? Vor zwei oder vier Tagen? Verstopfung (Obstipation) ist unangenehm. Frauen haben sie öfter als Männer, ältere Menschen häufiger als jüngere. Eine leichte Verstopfung kommt öfter mal vor, sie ist meistens ernährungsbedingt (zu wenig Flüssigkeit, zu wenig Ballaststoffe) oder die Folge von zu wenig Bewegung. Bei Frauen kommt hinzu, dass die Verdauung in der zweiten Zyklushälfte und auch mit Einsetzen der Wechseljahre hormonell bedingt träger wird. Aber auch dagegen lässt sich mit einer Änderung der Ernährungs- und Bewegungsgewohnheiten etwas tun. Chronische Verstopfung kann ein Hinweis auf neurologische Leiden sein oder die Folge von regelmäßiger Medikamenteneinnahme.

### WAS TUN, WENN ES BRENNT?

Brennen beim Stuhlgang kann mehrere Gründe haben: eine Hautreizung, zu viele Chilis im Essen, aber auch Analfissuren oder Hämorrhoiden. Klingen das unangenehme Gefühl oder die Schmerzen nicht ab, lass die Ursache bitte vom Arzt abklären. Eine Wellnesskur für den Darm (siehe ab Seite 58) kann die Beschwerden lindern.

**Das kannst du tun:** Ballaststoffreich essen (siehe Seite 60): Vollkornprodukte wie Knäckebrot oder Getreideflocken, Gemüse, Obst und Nüsse sind reich an Ballaststoffen, die die Darmpassage fördern. Besonders gut sind Leinsamen, Weizenkleie und Trockenobst. Sie fördern die Verdauung. Auch gut: Genug trinken! 1,5 bis 2 Liter sollten es pro Tag sein, etwa Wasser oder Kräuter- und Früchtetees. Und natürlich solltest du dich ausreichend bewegen: Treppen steigen, radeln, jeden Tag einen langen Spaziergang machen – das tut dir und deinem Darm gut.

Ganz wichtig: Den Gang auf die Toilette niemals verschieben und den Stuhlgang nicht unterdrücken. Plane einfach zehn Minuten mehr Zeit ein, zum Beispiel morgens, das ist die beste Zeit, da der Darm dann aktiver ist. Was bei Babys mit Bauchweh hilft, hilft übrigens auch dir: morgens im Bett den Bauch mit Öl (z. B. Bäuchlein-Massageöl von Weleda) einreiben und zehn Minuten im Uhrzeigersinn massieren.

**Zur Ärztin oder zum Arzt:** Wenn eine hartnäckige Verstopfung neu auftritt oder mit starken Bauchschmerzen einhergeht, geh bitte zum Arzt. Im Zweifelsfall auch Schilddrüsenprobleme abklären lassen. Depressionen und Diabetes machen den Darm ebenfalls träge.

## BLÄHUNGEN

Blähungen sind harmlos, können aber auch ganz schön unangenehm sein, fies müffeln oder sogar wehtun, zum Beispiel wenn die Darmgase gegen die Darmwand drücken. Sie sind nämlich so etwas wie die Begleitwinde unserer Verdauung. Jeder von uns pupst im Durchschnitt 10- bis 20-mal am Tag. Das liegt daran, dass sich der Darm an seinen Krümmungen manchmal verkrampft und Luft »einklemmt«. In der Regel sind Flatulenzen ganz natürlich und es steckt nichts Besorgniserregendes dahinter, wenn du mal öfter pupsen musst als normal. Bei Frauen häufen sich Blähungen beispielsweise um den Eisprung oder um die Periode herum. Manchmal liegt es auch am Stress oder daran, dass du dein Essen zu schnell gegessen und viel Luft mitgeschluckt hast.

**Das kannst du tun:** Wenn zu viel Luft im Darm ist, unterdrücke das Pupsen nicht, sondern zieh dich an ein stilles Örtchen zurück, wo du niemanden störst und dich kurz erleichtern kannst. Wenn du Bauchweh hast, schnapp dir eine Wärmflasche und leg sie auf den Bauch. Die Wärme entspannt die Darmmuskulatur.

Um Blähungen zu verhindern, verzichte auf stark blähende oder schlecht verträgliche Speisen und bewege dich regelmäßig. Fenchel und Pfefferminze wirken entblähend, genauso wie Anis oder Kümmel. Du kannst sie als Tee trinken oder deine Speisen damit würzen. Nimm lieber kleinere Mahlzeiten zu dir, sie sind besser bekömmlich als große Portionen, und iss nicht in Eile. Gründliches Kauen ist auch wichtig (siehe Seite 58). Ein Spaziergang nach dem Essen fördert die Durchblutung des Magen-Darm-Trakts und kurbelt die Verdauung an.

**Zur Ärztin oder zum Arzt:** Wenn dich ständig ein Blähbauch, Völlegefühl und Darmrumoren plagt, sprich mit deinem Hausarzt darüber. Er kann ausschließen, ob es sich um eine Unverträglichkeit handelt, etwa gegen Bohnen, Zwiebeln, Kohlgemüse, Frucht- oder Milchzucker, Gluten oder Histamine. Rohkost kann ebenfalls blähend wirken. Im Zweifelsfall kann der Arzt prüfen, ob die Blähungen Anzeichen eines Reizdarms oder einer entzündlichen Magen- oder Darmerkrankung sind. Bei Schmerzen, die kaum auszuhalten sind, wähle die 112!

## REIZDARM

Mittlerweile ist Reizdarm die am häufigsten gestellte Diagnose unter allen Magen- und Darmerkrankungen. Frauen haben doppelt so oft damit zu tun wie Männer. Die Symptome sind vielfältig und machen den Betroffenen über Monate oder gar Jahre hinweg zu schaffen. Je nach Krankheitsanzeichen wird unterschieden in den Durchfall-, Verstopfungs-, Schmerz- oder Blähungstyp.

Fakt ist, dass die Zusammensetzung des Mikrobioms bei Reizdarm verändert ist. Ob dies Ursache oder Folge der Erkrankung ist, ist noch nicht geklärt. Jedenfalls führt es dazu, dass sich die Darmschleimhaut verändert und Löcher bekommt (Leaky-Gut-Syndrom). Sie wird durchlässig für Giftstoffe und Krankheitserreger und es finden sich mehr entzündungsfördernde Botenstoffe im Darm. Bei Menschen mit Reizdarmsyndrom ist die Vielfalt der Organismen im Mikrobiom verringert und ihre Zusammensetzung verändert: Die Anzahl bestimmter Bakterienarten nimmt ab (z. B. Bacteroides), während andere Keime sich ausbreiten (z. B. Firmicutes). Vor allem Bifidobakterien kommen in Stuhlproben sehr wenig vor.

Ursachen werden viele diskutiert, von Nahrungsmittelunverträglichkeiten über entzündliche Darmerkrankungen (siehe ab Seite 44) oder gynäkologische Beschwerden bis zu vorangegangenen Darminfekten oder den Genen. Womöglich ist auch das Bauchhirn bei Reizdarmpatienten überaktiv, was zu Beschwerden führen und in Wechselwirkung die Psyche beeinflussen kann. Depression, Angststörungen und chronischer Stress sind bei Reizdarmpatienten keine Seltenheit.

**Das kannst du tun:** Versuche, Stress zu reduzieren und baue Entspannungsinseln in deinen Alltag ein. Warme Leberwickel und eine Wärmflasche tun gut. Pfefferminzölmassagen wirken entkrampfend. Flohsamenschalen wirken bei Verstopfung wie bei Durchfall. Darmhypnose ist momentan eine der besten Empfehlungen, das kannst du auch allein zu Hause mit einem Audioprogramm üben.

## DARMHYPNOSE

Beim Reizdarmsyndrom ist das wechselseitige Zusammenspiel von Darm und Gehirn gestört. Hier setzt die Darmhypnose an, ihre positiven Effekte sind mittlerweile durch Studien belegt. Dabei kannst du dich von spezialisierten Therapeutinnen und Therapeuten anleiten lassen oder die Hypnose mithilfe von Audioprogrammen selbst zu Hause erlernen.

Du legst dich dafür auf die Couch oder in dein Bett, startest das Programm, hörst zu und folgst den Anweisungen. Durch meditative

Elemente und Atemübungen kommst du in einen Trancezustand. Sobald du ganz entspannt bist, werden innere Bilder aufgebaut. Du stellst dir dann beispielsweise vor, dass dein Darm ein ruhiger Fluss ist, über dem die Sonne scheint. Oder wie durch deine Hände auf dem Bauch wohltuende Wärme in dich einströmt. Zum Schluss wirst du über eine kurze Aufwachphase wieder in den Wachzustand geleitet. Die ersten vier bis sechs Wochen solltest du die Darmhypnose täglich oder mindestens fünfmal die Woche üben.

**Zur Ärztin oder zum Arzt:** Wenn Fieber, Gewichtsverlust oder Blut im Stuhl hinzukommen, solltest du einen Arzt aufsuchen. Ein Besuch bei einem Ernährungsmediziner empfiehlt sich, wenn du in Sachen Ernährung Hilfestellung benötigst. Erkundige dich beispielsweise bei deinem Arzt oder deiner Ärztin danach, ob für dich eine FODMAP-Diät (siehe Kasten) infrage kommt. Bei dieser streichst du für etwa vier bis sechs Wochen bestimmte Lebensmittel von deinem Speiseplan und schaust, ob die Beschwerden nachlassen.

## FODMAP-DIÄT

Viele Reizdarmpatienten reagieren auf bestimmte Lebensmittel, die Reizstoffe enthalten, die sich unter dem Begriff FODMAP zusammenfassen lassen. Dabei handelt es sich um fermentierbare (F) Oligosaccharide (O), Disaccharide (D), Monosaccharide (M) und/and (A) Polyole (P).

FODMAPs befinden sich beispielsweise in Milchzucker (Laktose), Fruchtzucker (Fruktose), Raffinose, Stachyose und Sorbitol. Diese Kohlenhydrate kommen zum Beispiel in Obst, Gemüse und Milch vor. Sie stecken also in vielen gesunden Lebensmitteln, deshalb ist es wichtig, erst einmal festzustellen, ob eine Empfindlichkeit besteht, bevor du auf eigene Faust all die guten Dinge vom Speiseplan verbannst. Laut Experten reicht es, wenn du erst einmal zwei Wochen glutenfrei isst und siehst, wie dir das bekommt.

Leider lassen sich FODMAPs nicht bestimmten Lebensmittelgruppen pauschal zuordnen, sondern nur den Lebensmitteln selbst. So enthalten etliche Gemüsesorte größere Mengen an FODMAPs, mindestens ebenso viele dagegen nur wenige. Im Internet findest du ausführliche Listen, hier eine kleine Auswahl.

**Lebensmittel mit niedrigem FODMAP-Gehalt:** Bananen, Blattsalat, Buchweizen, Chinakohl, Grapefruits, Himbeeren, Honigmelonen, Kiwis, Weintrauben, Zitrusfrüchte, Karotten, Kürbis, Paprikaschoten, Salatgurken, Sellerie, Tomaten, gereifter Käse, laktosefreie Milchprodukte, Feta, Dinkelbrot, glutenfreie Getreideprodukte

**Lebensmittel mit hohem FODMAP-Gehalt:** Weizen- und Roggenbrot, Müsli, Äpfel, Birnen, Kirschen, Mangos, Aprikosen, Pfirsiche, Pflaumen, Wassermelonen, Artischocken, Blumenkohl, Brokkoli, Hülsenfrüchte, Knoblauch, Pilze, Schwarzwurzeln, Zuckerschoten, Zwiebeln, Buttermilch, Frischkäse, Milch, Ricotta, Kekse, Kuchen, Nudeln, Couscous, Cashewnüsse, Ketchup, Honig, Sorbit, Mannit, Xylit, Maltit, Isomalt

## MORBUS CROHN

Morbus Crohn ist eine der häufigsten chronisch-entzündlichen Erkrankungen der Darmschleimhaut und/oder Darmwand, die auch den gesamten Magen-Darm-Trakt befallen kann. Es trifft vor allem junge und jüngere Menschen zwischen 15 und 35 Jahren. Die Ursachen sind noch nicht geklärt und eine Heilung gibt es bislang noch nicht. Das heißt, Schübe können ein Leben lang auftreten. Anhaltender Durchfall und Schmerzen sind die häufigsten Symptome. Bei Morbus Crohn bekämpft die körpereigene Abwehr Darmbakterien oder Stoffe, die sie normalerweise toleriert. Infolgedessen kommt es zu einer Entzündungsreaktion, die sich durch alle Schichten der Darmschleimhaut ziehen kann und sie mit der Zeit zerstört. Von der Mundhöhle bis zum After kann sich der gesamte Verdauungstrakt entzünden. Am häufigsten trifft es den letzten Dünndarmabschnitt (terminales Ileum) sowie den Übergangsbereich zum Dickdarm.

Um die Symptome zu lindern, gibt es einige Behandlungsmöglichkeiten. Bei einer gut abgestimmten, individuellen medikamentösen Therapie ist ein weitgehend normales Leben mit einer hohen Lebensqualität möglich. Wichtig für den Erfolg sind eine frühzeitige Diagnose und ein baldiger Therapiebeginn.

**Das kannst du tun:** Achte auf eine leichte, abwechslungsreiche Ernährung, die dir guttut. Ideal sind viel Gemüse, Obst und Getreideprodukte, teste hier aus, was dir am besten bekommt. Tierische Lebensmittel wie Eier, Fleisch und Milchprodukte eher seltener auf den Tisch bringen. Viel trinken und immer gut kauen!

**Zur Ärztin oder zum Arzt:** Wenn du unter wochenlangem, wässrigen oder schleimigen Durchfall leidest und dabei hin und wieder auch Fieber hast, geh bitte zum Arzt. Heftige, mitunter krampfartige Schmerzen treten oft, aber nicht ausschließlich als Druckgefühl im rechten Unterbauch auf. Appetitmangel, Gewichtsverlust und auch Schmerzen an Knie und Sprunggelenk sind typische Anzeichen.

## COLITIS ULCEROSA

Colitis ulcerosa ist eine chronische und meist in Schüben verlaufende Erkrankung des Dickdarms, bei der sich häufig Geschwüre in der inneren Schleimhautschicht des Kolons bilden. Die Entzündung der Darmschleimhaut beginnt am Mastdarm und breitet sich unterschiedlich weit im Dickdarm aus. Am Anfang des Dickdarms oder am Übergang vom Dünndarm zum Dickdarm kommt die Colitis zum Stillstand. Männer und Frauen erkranken etwa gleich oft und zwar häufig im Alter zwischen 25 und 35 Jahren. Eine Heilung ist bislang nicht möglich, doch mit Medikamenten lässt sich die Krankheit in den Griff bekommen.

**Das kannst du tun:** Mind-Body-Medizin kann dir helfen, dauerhaft gesundheitsfördernde Elemente in deinen Alltag einzubauen. Dieser Ansatz zielt auf das Zusammenspiel von Geist, Körper, Seele und Verhalten ab, so hat eine entsprechende Veränderung des Lebensstils positiven Einfluss auf die Gesundheit. Eine leichte mediterrane Vollwertkost ist empfehlenswert, hilfreich ist ein Ernährungstagebuch, um abzuklären, was dir guttut und was weniger. Sanfte Bewegungsformen wie Tai-Chi oder Qigong sind ebenfalls zu empfehlen. Feuchtwarme Leibwickel und Kräutertees mit Myrrhe und Kamille können entlastend wirken.

**Zur Ärztin oder zum Arzt:** Wenn typische Beschwerden auftreten, wie blutig-schleimige Durchfälle, Bauchschmerzen im linken Unterbauch, ständiger Stuhldrang, Fieber, Blutarmut und allgemeine körperliche Schwäche, solltest du einen Arzt aufsuchen.

## DARMKREBS

Darmkrebs ist eine der häufigsten Tumorarten bei uns. Bei Männern ist sie die dritthäufigste, bei Frauen die zweithäufigste Tumorerkrankung. Insbesondere dann, wenn es eine familiäre Vorbelastung gibt, ist das Risiko erhöht, allerdings auch bei bestimmten Lebens- und Ernährungsgewohnheiten. Dabei kann Darmkrebs durch Früherkennung fast komplett verhindert beziehungsweise geheilt werden. Denn Darmtumore entstehen über die Jahre, ohne dass sie Beschwerden verursachen. Falls du also einen

Verwandten ersten Grades haben solltest, der bereits einen Darmkrebs hatte, dann solltest du dich spätestens im Alter zwischen 40 und 45 Jahren um eine Darmspiegelung kümmern. Falls er oder sie schon in jüngeren Jahren erkrankt sein sollte, wäre eine Vorsorgeuntersuchung spätestens zehn Jahre vor diesem Erkrankungsalter wichtig. Vorstufen von Darmkrebs, so genannte adenomatöse Darmpolypen (Adenome), lassen sich dabei entdecken und entfernen.

**Das kannst du tun:** Heilen kann Krebs verlässlich nur die Schulmedizin. Aber du kannst begleitend einiges tun, um Darmkrebs vorzubeugen oder den Heilungsprozess zu unterstützen. Also: gesundes Essen (vielfältig, gemüse- und ballaststoffreich, wenig rotes Fleisch, keine Fertiggerichte, keine tierischen Fette und Süßigkeiten), regelmäßige Bewegung, nicht rauchen, wenig Alkohol trinken und Übergewicht vermeiden.

**Zur Ärztin oder zum Arzt:** Die Krankenkasse zahlt die Vorsorgeuntersuchungen, die auch empfohlen werden: Ab 50 Jahren sollten Männer wie auch Frauen jährlich eine Untersuchung auf Blut im Stuhl machen lassen. Falls der Test positiv ist, sollte sich eine Darmspiegelung anschließen. Männer können auch schon ab 50 Jahren eine Darmspiegelung machen lassen, Frauen ab 55.

## DARMINFEKTIONEN

An Brechdurchfall erkrankt jeder Mensch mindestens einmal in seinem Leben. Eine Magen-Darm-Infektion (Gastroenteritis) kündigt sich an durch Übelkeit, Erbrechen und Durchfall. Meistens verschwinden die Beschwerden genauso schnell, wie sie auftauchen, alle Infektionen sind aber sehr ansteckend. Verursacher sind meistens Viren oder Bakterien, seltener Parasiten. Insbesondere Noro- und Rotaviren sind für einen Großteil der Magen-Darm-Infektionen verantwortlich.

## IMPFUNG SCHÜTZT VOR ROTAVIREN

Gegen Rotaviren steht ein Impfstoff zur Verfügung. Die Schluckimpfung schützt insbesondere Säuglinge und Kleinkinder, da die Erkrankung bei ihnen sehr schwer verlaufen kann.

Zu den bekanntesten Bakterien gehören Salmonellen, Campylobacter und Escherichia coli (z. B. EHEC). Sie waren bereits für zahlreiche Krankheitswellen verantwortlich. An Magen-Darm-Infektionen durch Lebensmittelvergiftungen sind vor allem Staphylokokken schuld. Die Bakterien produzieren Giftstoffe, die dann die Erkrankung hervorrufen. Im Folgenden sind die wichtigsten Keime beschrieben.

### Norovirus

In Deutschland ist der Norovirus die häufigste Ursache für Magen-Darm-Infektionen. Die meisten Erkrankungen ereignen sich zwischen Oktober und März. Das Virus ist hochansteckend und verbreitet sich durch Tröpfcheninfektion. Der Erreger wird massenhaft mit dem Stuhl und mit Erbrochenem ausgeschieden, die dabei entstehenden winzigen, virushaltigen Tröpfchen werden von anderen eingeatmet. Daher kommt es in Gemeinschaftseinrichtungen häufig zu größeren Ausbrüchen. Bereits bei Verdacht auf eine Infektion ist es unabdingbar, strenge Hygienemaßnahmen einzuhalten und die Hände nach jedem Toilettengang zu desinfizieren! Die Ansteckungsgefahr ist üblicherweise zwei Tage nach Ende des Durchfalls vorbei.

**Das kannst du tun:**

- ◇ viel trinken und alle Maßnahmen ergreifen, die gegen Durchfall helfen (siehe Seite 38)
- ◇ oft und gründlich die Hände waschen und Kontakte einschränken, um eine Ansteckungsgefahr zu vermeiden; nach Möglichkeit auch eine eigene Toilette und ein eigenes Schlafzimmer nutzen

- ◇ wichtig: häufig lüften und Erbrochenes oder Stuhlreste schnell beseitigen, bei der Reinigung am besten Handschuhe und eine Schutzmaske tragen
- ◇ Bettwäsche, Handtücher und Waschlappen des Patienten bei mindestens 60 °C waschen; Geschirr bei höchster Temperatur im Geschirrspüler spülen
- ◇ ins Krankenhaus: bei stärkeren Symptomen, zum Beispiel bei älteren Menschen, Kindern und Menschen mit Immunschwäche

### Salmonellen

Salmonellen werden über kontaminierte Lebensmittel übertragen, vor allem über Eier, Rohwurst oder rohes beziehungsweise nicht durchgegartes Fleisch oder Geflügel sowie Speiseeis. Auch pflanzliche Lebensmittel können von diesen Bakterien besiedelt sein, deshalb ist es wichtig, Gemüse und Obst vor dem Essen immer gründlich zu waschen. Verunreinigte Schneidebretter oder Küchenoberflächen kommen als Infektionsherd ebenfalls infrage. Eine Ansteckung von Mensch zu Mensch ist über eine Schmierinfektion möglich. Dabei werden die Bakterien aus dem Darm über kleinste Spuren von Stuhlresten von Erkrankten an den Händen weitergetragen. Von der Hand gelangen die Erreger dann in den Mund. Um eine Ansteckung zu vermeiden, ist es wichtig, insbesondere beim Umgang mit rohen Produkten auf eine gute Küchenhygiene zu achten.

Plötzlicher Durchfall, Kopf- und Bauchschmerzen, Unwohlsein und gelegentlich auch Erbrechen sind typische Symptome. Häufig tritt auch leichtes Fieber auf. Die Beschwerden halten oft über mehrere Tage an und klingen dann von selbst wieder ab.

Die Erkrankung bricht 6 bis 72 Stunden nach der Ansteckung aus, meistens nach 12 bis 36 Stunden. Auch nach dem Abklingen von Durchfall und Bauchschmerzen können Erwachsene noch bis zu einem Monat ansteckend sein. Bei kleinen Kindern und sehr alten Menschen kann die Krankheit schwerer verlaufen und auch deutlich länger anhalten. Sie sind entsprechend länger ansteckend.

**Das kannst du tun:**

- ◇ bei starkem Durchfall und Erbrechen viel trinken
- ◇ mit Elektrolyt-Ersatzlösungen (Apotheke) den Verlust von Salzen ausgleichen
- ◇ leicht verdauliches Essen mit etwas Salz essen
- ◇ keine Mahlzeiten für andere zubereiten
- ◇ körperliche Anstrengung vermeiden
- ◇ zum Arzt: Kleinkinder, Schwangere, geschwächte oder ältere Menschen; vor allem, wenn die Symptome länger als zwei bis drei Tage anhalten und Fieber auftritt
- ◇ die Regelungen des Infektionsschutzgesetzes beachten

## Campylobacter

Campylobacter sind in Deutschland die häufigsten Erreger von ansteckenden Durchfallerkrankungen, sie treten insbesondere in der warmen Jahreszeit auf. Die Bakterien leben vor allem im Verdauungstrakt von Tieren – meist ohne dass diese erkranken. Häufig erfolgt die Übertragung über nicht ausreichend gegartes Geflügelfleisch, aber auch über Hackfleisch, verunreinigtes Trinkwasser oder Rohmilch. Campylobacter können sich in Lebensmitteln nicht vermehren, aber einige Zeit überleben. Auch mangelnde Küchenhygiene kann zu einer Ansteckung führen, oder eine Schmierinfektion von Mensch zu Mensch bei unzureichender Handhygiene.

Eine Erkrankung beginnt meist mit Fieber, Kopf- und Muskelschmerzen, kurz darauf folgen heftige Bauchschmerzen und -krämpfe, Übelkeit und Durchfälle. In der Regel dauert eine durch Campylobacter verursachte Infektion bis zu einer Woche. Normalerweise verläuft sie ohne Komplikationen und die Beschwerden klingen von selbst ab. Viele Infektionen verlaufen auch ganz ohne Beschwerden. Die Betroffenen sind ansteckend, solange sie die Erreger mit dem Stuhl ausscheiden. Im Durchschnitt dauert das zwei bis vier Wochen.

**Das kannst du tun:**

◇ auf eine gute Händehygiene und Hygiene in der Küche achten
◇ alle Empfehlungen beachten, die auch für Norovirus und Salmonellen gelten
◇ halten Durchfälle länger als drei Tage an, bitte den Arzt aufsuchen

## Helicobacter

Die Helicobacter-Keime siedeln sich an der Magenschleimhaut und im Darm an und können dort verschiedene Erkrankungen verursachen. Schon

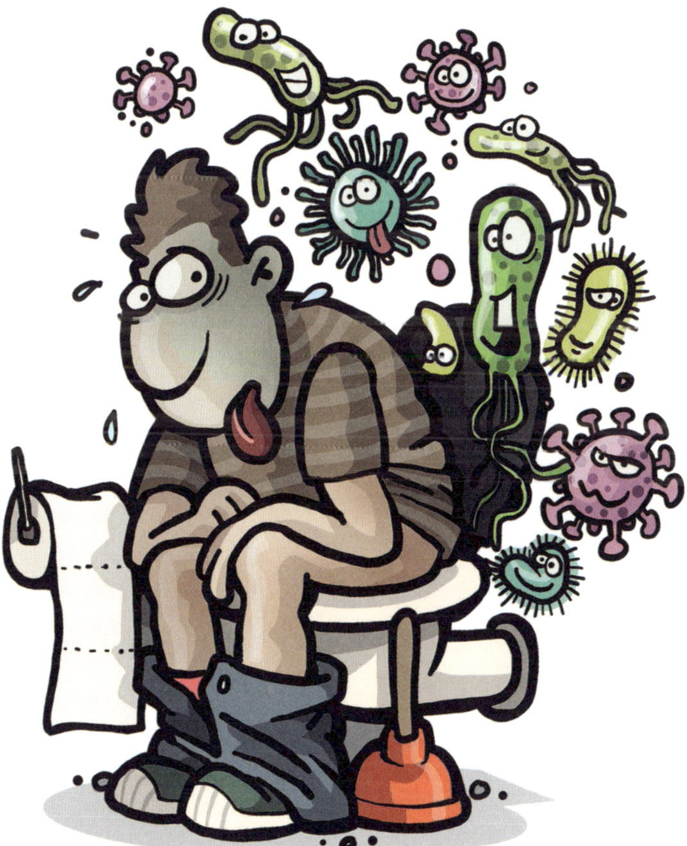

bei Kindern lassen sich Helicobacter-pylori-Infektionen (HP-Infektionen) nachweisen. Ganz geklärt ist nicht, wie es zur Übertragung des Bakteriums kommt. Helicobacter pylori ist aber ansteckend, von Mensch zu Mensch übertragbar und ein Risikofaktor für Magenkrebs. Schätzungsweise jeder Zweite über 60 soll infiziert sein. Häufig führt die Infektion mit dem Bakterium zu Magenschleimhautentzündungen und Magen- oder Dünndarmgeschwüren (Ulkus). Die Symptome reichen von Schmerzen im Oberbauch über Appetitlosigkeit und Sodbrennen bis hin zu Blutarmut. Der Arzt kann Helicobacter pylori durch einen Blut-, Atem- und Stuhltest nachweisen. Behandelt wird eine Infektion ausschließlich durch ein Breitbandantibiotikum.

### Clostridien

Der Keim Clostridium difficile kommt auf der ganzen Welt vor und tritt häufig im Zusammenhang mit einer längeren Antibiotikabehandlung und einem gestörten Mikrobiom auf. Clostridien können Giftstoffe ausscheiden, die zu Darmentzündungen mit schweren Durchfällen führen. Die Durchfälle haben einen typischen fauligen Geruch und sind manchmal blutig. Am häufigsten treten Clostridium-difficile-Erkrankungen bei Krankenhauspatienten auf.

Die Erreger werden mit dem Stuhl ausgeschieden und sind hochansteckend, doch es wird nicht jeder krank. Eine Ansteckung erfolgt meist von Mensch zu Mensch über eine Schmierinfektion oder über Gegenstände und Flächen wie Toiletten, Türklinken oder Handläufe.

**Das kannst du tun:**

◇ alle bei Norovirus oder Salmonellen aufgeführten Empfehlungen beachten

◇ mindestens zwei Wochen nach Abklingen der Krankheitszeichen besonders sorgfältig auf gründliche Hände- und Toilettenhygiene achten

# HOLY SHIT!

Das Mikrobiom wird seit einigen Jahren erfolgreich auch als Medikament eingesetzt. Sogenannte Stuhltransplantationen, bei denen Darmmikroben von einem Spender zu einem beziehungsweise in einen Empfänger übertragen werden, sind für die Forschung ein spannendes Konzept. Denn so lässt sich beispielsweise nachweisen, dass das Mikrobiom tatsächlich eine Wirkung hat. Im Rahmen einer wissenschaftlichen Studie zu Infektionen mit dem Bakterium Clostridium difficile (siehe Seite 52) wurde Stuhl von gesunden Spendern in den Darm von Erkrankten übertragen. Der Erfolg war so überzeugend, dass man die Studie umgehend abbrach, um alle Teilnehmergruppen behandeln zu können. Es schien medizinisch einfach nicht vertretbar, eine Vergleichsgruppe leer ausgehen zu lassen. Bei einer durch Clostridium difficile verursachten Darmentzündung, also der schwer verlaufenden Infektion mit dem Bakterium, ist die Stuhltransplantation deshalb heute Standardtherapie.

Untersucht werden aktuell auch die therapeutischen Möglichkeiten bei Reizdarmsyndrom, chronisch entzündlichen Darmerkrankungen sowie bei Fruktose- und Laktoseintoleranz.

Was im Rahmen einer Stuhltransplantation verabreicht wird, sind Darmorganismen von gesunden Spendern. Der Stuhl wird gefiltert und von Verdauungsresten befreit. Die Übertragung erfolgt in der Regel durch eine Magensonde, eine Darmspiegelung oder mittels Kapseln zum Einnehmen. Das Darmmikrobiom der Kranken ist in seiner Vielfalt meistens extrem eingeschränkt, was sich mit jeder neuen Infektion oder Antibiotikaeinnahme weiter verschlechtert. Zeigt hier die Standardtherapie keine anhaltende Wirkung mehr, kann die Stuhltransplantation bei den meisten Patienten dabei helfen, wieder ein gesundes Darmmikrobiom aufzubauen.

Wer kommt aber als Spender in Frage? Da noch nicht bekannt ist, welche Erkrankungen man mit dem Mikrobiom möglicherweise übertragen kann, nimmt man die Voruntersuchung (Screening) sehr ernst. Der Spender oder die Spenderin muss kerngesund sein. Körperliche und psychische Vorerkrankungen werden genauso abgefragt wie Medikamenten- und Drogenkonsum. Der Stuhl wird genauestens auf Infektionskrankheiten und schädliche Darmkeime untersucht. In aller Regel wird ein Spender aus dem direkten Umfeld gewählt, das macht es dem Erkrankten einfacher, die Spende anzunehmen.

Trotzdem ist keine Stuhltransplantation risikofrei, denn im Stuhl befinden sich unzählige Substanzen und Mikroorganismen in einer Mischung, die man bislang noch nicht ganz verstanden hat. Bei einer Übertragung können also möglicherweise verschiedene Krankheiten, auch neurologische wie Depressionen oder Morbus Parkinson (siehe Seite 18), und unerwünschte Mikroorganismen übertragen werden. Langzeitbeobachtungen, die das sicher ausschließen können, fehlen derzeit noch. Zudem sind Nebenwirkungen möglich, zum Beispiel Bauchkrämpfe, Übelkeit oder Blähungen, und als mittel- bis langfristige Nebenwirkung eine Gewichtszunahme. Auch Autoimmunerkrankungen wurden beobachtet, die zusammen mit der Stuhltransplantation auftraten. In den USA hat sich der Zustand zweier Patienten durch eine solche Mikrobiom-Transplantation dramatisch verschlechtert, weil sie sich mit antibiotikaresistenten Bakterien infiziert hatten. Einer davon verstarb. Allerdings wurden die Transplantate vorher nicht auf multiresistente Bakterien untersucht und das Immunsystem der Empfänger war wohl beeinträchtigt. Für solche Menschen sind Mikrobiom-Transplantationen gefährlich.

Experten betonen, dass die Sicherheitsanforderungen in Deutschland sehr hoch seien, sodass solche Komplikationen vermieden werden könnten. Trotzdem: Anleitungen und Angebote im Internet zur Do-it-yourself-Stuhltransplantation solltest du auf keinen Fall durchführen.

# VERDAUUNGSMYTHEN

Verdauung ist nicht gerade ein Smalltalk-Thema, trotzdem ranken sich viele Halbwahrheiten und auch Irrtümer darum. Die wichtigsten dieser Verdauungsmythen findest du hier.

## Trinken beim Essen schadet der Verdauung

Vielleicht kennst du die Warnung, dass man kein Wasser trinken soll, wenn man Kirschen oder Steinobst isst, weil man davon Bauchweh und schlimme Blähungen bekommt. Oder dir wurde erzählt, dass du beim Essen nichts trinken sollst, weil das die Magensäure verdünnt, daher die Nahrung nicht richtig verdaut wird und daraufhin den Darm verstopft. Beides gehört in das Reich der Märchen. Wissenschaftlich ist es nicht möglich, die Magensäure zu verdünnen, beziehungsweise müsste man dafür riesige Mengen an Wasser trinken, was die Magenkapazitäten deutlich sprengen dürfte. Außerdem leiden mehr Menschen unter zu viel Magensäure als unter zu wenig. Besonders ungünstig auf den Säurehaushalt wirken Alkohol, Nikotin und Stress. Steht dem Körper hingegen beim Verdauungsprozess genügend Flüssigkeit zur Verfügung, wenn du also zum Essen ein Glas Wasser oder Tee trinkst, dann rutscht alles in Magen und Darm viel besser.

## Schnaps hilft gegen Völlegefühl

Nach dem Schweinebraten oder dem Käsefondue erst mal ein Schnäpschen, das tut der Verdauung gut. Wer sich nach einer gehaltvollen Mahlzeit, auf die ein Kräuterschnaps oder ein Klarer gekippt wird, tatsächlich irgendwie freut, das ist der Magen. Denn seine Muskeln entspannen sich durch den Alkohol. Das Problem dabei: Nun bleibt der Speisebrei länger im Magen, weil die Magenmuskulatur ja entspannt, also weniger aktiv ist. Pfefferminztee, ein Glas Ingwerwasser (siehe Seite 60) oder auch ein Artischockenextrakt unterstützen Leber und Galle nach einem etwas schwereren Essen deutlich besser.

## Kaugummi verklebt den Magen

Wenn du einen Kaugummi verschluckst, bekommst du Bauchschmerzen, weil er sich an die Magenschleimhaut oder die Darminnenwand klebt, so wird gesagt. Das könne womöglich sogar einen Darmverschluss verursachen. Das hört sich ziemlich gefährlich an, stimmt aber alles nicht, denn zum einen ist der gesamte Verdauungstrakt von innen mit einer feuchten Schleimhaut ausgekleidet, an der nichts kleben bleiben kann. Und der Körper scheidet die unverdauliche Kaumasse aus. Verdaut werden lediglich Zucker und Zusatzstoffe. Und hier liegt die eigentliche Gefahr des Kaugummis: Das darin oft eingesetzt Süßungsmittel Sorbitol kann Durchfall verursachen, wenn du zu viel Kaugummi kaust.

## Je mehr Ballaststoffe, desto besser

Ja, Ballaststoffe sind wichtig und gut, ohne sie wäre das Mikrobiom arm. Aber die von der Deutschen Gesellschaft für Ernährung (DGE) empfohlene Menge von 30 Gramm pro Tag ist völlig ausreichend (siehe Seite 61). Wenn du zu viele wasserunlösliche Ballaststoffe aus Getreide zu dir nimmst, können sich Gase bilden und Bauchweh ist die Folge. Wenn du dann noch zu wenig getrunken hast, kann es auch sein, dass du Verstopfung bekommst. Zu viele wasserlösliche Ballaststoffe hingegen machen den Stuhl flüssiger und es kann zu Durchfall kommen. Hier musst du auf dein Bauchgefühl hören.

## Bei Durchfall: Cola und Salzstangen

Angeblich sollen Cola und Salzstangen bei Durchfall den Verlust von Salz und Flüssigkeit ausgleichen. Richtig ist, dass bei Durchfall Flüssigkeit gefragt ist und Substanzen, die den Elektrolythaushalt des Körpers wieder in Balance bringen. Diese Flüssigkeit sollte man am besten schlückchenweise trinken und sie ist wichtig, damit der Körper nicht austrocknet. Allerdings ist der Zucker in der Cola kontraproduktiv, weil er im Zweifelsfall den Durchfall noch verstärkt. Und die Salzstangen können bestenfalls Kochsalz ersetzen, es fehlt dann aber an Kalium und Nitrat, das auch aufgefüllt werden muss. Besser, du greifst zu einer zerdrückten Banane, zu einer Elektrolytlösung aus der Apotheke oder zu Apfelsaftschorle, 1:1 verdünnt mit Wasser. Oder du probierst diese selbst gemachte Elektrolytlösung: 1 Liter abgekochtes Leitungswasser mit je ¼ Teelöffel Kochsalz und Backpulver verrühren. 2 Esslöffel Honig und ½ Tasse Orangensaft einrühren und das Ganze schluckweise trinken.

### Espresso hilft der Verdauung

Ein Espresso als Abschluss nach einem leckeren Essen – dagegen ist nichts einzuwenden, doch die Verdauung beeinflusst der Kaffee nur indirekt. Die im Espresso enthaltenen Bitterstoffe wirken sich positiv auf die Magensäureproduktion aus und das Koffein macht nicht nur frisch, sondern regt auch die Darmbewegung an. Einzige Ausnahme: Bei einer Neigung zu Blutarmut sollte man nach dem Essen auf den Kaffee verzichten, da er die Aufnahme von Eisen stört.

### Käse schließt den Magen

In Feinschmeckerregionen wie Frankreich oder Italien gehört der Käse ans Ende jedes guten Menüs. Insofern ist an dem Spruch durchaus etwas dran. Betrachtet man es molekularbiologisch, kommt Folgendes dabei heraus: Die Fettsäuren im Käse reagieren bei Kontakt mit der Darmwand, woraufhin sogenannte Enterohormone ausgeschüttet werden. Durch sie verzögert sich der Verdauungsprozess und das Sättigungsgefühl nach einer Portion Käse hält länger an. Sie wirken aber nicht wie ein Stöpsel.

### Nach dem Essen sollst du ruhn oder tausend Schritte tun

Diese Redewendung stimmt zur Hälfte. Ruhe nach dem Essen ist gar nicht gut, da es das Schlaganfallrisiko erhöhen soll. Lieber zwei Stunden warten und sich dann erst hinlegen. Spazierengehen dagegen ist eine großartige Verdauungshilfe, weil es die Darmbewegung fördert. Die Italiener tun dies seit Jahrhunderten. Weniger gut geeignet sind flotte Wanderungen, Jogging oder generell Sport, da der Verdauungstrakt jetzt stärker durchblutet ist.

# WELLNESSKUR FÜR DAS SUPERORGAN

Mit jeder Mahlzeit, die du zu dir nimmst, kannst du die nützlichen Helfer in deinem Darm hervorragend unterstützen, gleichzeitig sorgst du mit einer ausgewogenen, pflanzenbasierten Ernährung für Vielfalt und maximale Immunschutzpower.

## Das besser nicht essen

Zucker in fester und flüssiger Form (also Süßkram, Limonade und Fruchtsäfte) sowie sehr stärkereiche Produkte (Gebäck, Nudeln, Weizenbrot, Hartweizennudeln etc.) schädigen dein Mikrobiom auf Dauer. Denn Zucker füttert die »falschen« Mikroorganismen und Pilze im Darm. Weil in Fertiggerichten und Fast Food häufig riesige Mengen an Zucker und Stärke verarbeitet werden, meist zusammen mit tierischen Fetten und chemischen Zusatzstoffen, stehen diese auch auf dem Index. Hin und wieder kann man das schon mal essen, zur regelmäßigen Ernährung eignen sich solche Mahlzeiten aber nicht.

Alkohol und Nikotin sind Zellgifte und bekommen deinem Darm auch nicht gut. Wer täglich sein Gläschen Bier oder Wein trinkt, verändert den Bakterienstoffwechsel im Darm und es werden mehr schädliche Zwischenprodukte produziert. Beschränke den Konsum von Alkohol am besten auf zwei bis drei Tage in der Woche, dann hat das Mikrobiom dazwischen genügend Zeit, sich zu erholen. Oder lass es ganz. Denn es gibt keine gesundheitlich unbedenkliche Menge an Alkohol.

## Gründlich kauen

Verdauung beginnt bereits im Mund. Wenn du gründlich kaust, wird der Nahrungsbrei gut mit Speichel durchmischt und die darin enthaltenen Enzyme (Amylasen) können bereits mit der Vorverdauung beginnen. Je öfter du kaust, bevor du hinunterschluckst – am besten sind dreißig Mal pro Bissen –, desto weniger muss der Magen anschließend schuften. Außerdem schluckst du so weniger Luft und vermeidest Völlegefühl. Wenn du es tatsächlich schaffst, jeden Bissen deiner Mahlzeit ordentlich durchzukauen, tust du gleichzeitig auch noch was für dein Figur. Denn das Sättigungsgefühl tritt etwa 20 Minuten nach Beginn einer Mahlzeit ein. Weil du mit Kauen ordentlich Zeit verbrauchst, isst du langsamer und dadurch automatisch weniger.

## Pausen zwischen den Mahlzeiten

Nach dem Essen sind deine Verdauungsorgane im Bauch gut beschäftigt. Idealerweise machst du bis zur nächsten Mahlzeit mindestens fünf Stunden Pause. Dieses Mini-Intervallfasten schont Magen, Bauchspeicheldrüse, Darm und Leber. Chronobiologen haben nachgewiesen, dass diese Pausen unseren biologischen Stoffwechselbedürfnissen entsprechen. Halte sie deshalb ein! In diesen fünf Stunden kann der Insulinspiegel wieder auf ein normales Maß sinken, Nährstoffe aus dem Blut werden in die Zellen transportiert, das ganze System kann nach und nach zur Ruhe kommen und es kann ein gesundes Hungergefühl entstehen. Snackst du dagegen zwischendurch oder trinkst etwas Kalorienhaltiges, regst du deine Verdauungsorgane immer wieder an.

## Ausreichend trinken

Im Verdauungsprozess wird Wasser benötigt. Als Faustregel für die richtige Menge gilt: 35 bis 40 Milliliter pro Kilogramm Körpergewicht. Kinder bis zehn Jahre benötigen 1,5 bis 2 Liter pro Tag, Erwachsene rund 2 bis 2,5 Liter. Wenn du viel frisches Gemüse und Obst isst, pimpst du deine Flüssigkeitsbilanz um ein Drittel. Am besten ist (Leitungs-)Wasser, ungesüßter Tee und wasserreiches Gemüse und Obst, etwa Gurken, Tomaten oder Melonen.

## WARMES INGWERWASSER

Warmes Ingwerwasser zu trinken, ist ein toller Tipp aus der Traditionellen chinesischen Medizin, die seit jeher den Darm als Ursache für Gesundheit und Krankheit im Blick hat.

Dazu schneidest du von einer frischen Ingwerwurzel zwei bis drei Scheiben ab, gibst sie in eine kleine Thermoskanne und übergießt sie mit 0,5 Liter warmem bis heißem Wasser. Lass das Ingwerwasser ein paar Minuten ziehen, dann kannst du es langsam und schluckweise trinken. Damit bleibt der Darm beweglich, weil die im Ingwer enthaltenen Substanzen den Stoffwechsel anregen. Außerdem verhindern sie die Bildung von Entzündungsstoffen. Die ideale Darmkur für jeden Tag!

### Mehr Pflanzen essen

Je einseitiger die Ernährung, desto schädlicher ist sie für das Mikrobiom. Das sollte inzwischen klar sein. Wichtig sind vor allem pflanzliche Lebensmittel. Gemüse und (wenig süßes) Obst sind reich an Faser- und Ballaststoffen und haben zahlreiche gesunde bioaktive Pflanzenstoffe, Vitamine und Mineralstoffe im Gepäck – und bieten jede Menge Geschmack und Vielseitigkeit.

**Vitamine aus Obst und Gemüse** sind wichtig, da die Darmschleimhaut Unterstützung braucht, um die Nährstoffe aus dem Essen so gut wie möglich aufzunehmen. Wichtig dafür sind die Vitamine A, B2, Niacin und Biotin.

**Ballaststoffe aus Getreide, Gemüse und Hülsenfrüchten** sind ideal für eine gute Ballaststoff- und auch Eiweißversorgung. Geeignete Lieferanten sind Hülsenfrüchte wie Bohnen, Kichererbsen, Linsen oder Erbsen sowie Vollkorngetreide und -kleie. Auch Beeren, insbesondere Blaubeeren, sind gute Faserstofflieferanten. Beim Gemüse enthalten vor allem die verschiedenen Kohlsorten, aber auch Möhren und Fenchel viele Ballaststoffe. All diese löslichen Ballaststoffe (Präbiotika) kannst du nicht verdauen. Das erledigen die »guten« Darmbakterien: Sie bauen die Ballaststoffe für dich ab, dabei entstehen sogenannte kurzkettige Fettsäuren, die extrem gesund sind.

Gut zu wissen: **Resistente Stärke,** die beim Abkühlen von Kartoffeln oder Reis entsteht, zählt ebenfalls zu den Ballaststoffen. Sie gelangt also unverdaut in den Dickdarm und dient dort den nützlichen Darmbakterien als Nahrung. Bifido- und Milchsäurebakterien stellen daraus Buttersäure (Butyrat) her, eine kurzkettige Fettsäure. Das Aufwärmen von Kartoffeln, Nudeln oder Reis erhöht den Gehalt an resistenter Stärke noch zusätzlich.

## 30 GRAMM BALLASTSTOFFE AM TAG

Die DGE empfiehlt eine tägliche Aufnahme von 30 Gramm Ballaststoffen. Die erreichst du zum Beispiel mit:

3 Scheiben Vollkornbrot: 12,2 Gramm

125 Gramm Vollkornnudeln, gegart: 6,4 Gramm

150 g Möhren, gegart: 4,7 Gramm

2 Tomaten, roh: 2 Gramm

1 Orange: 3,3 Gramm

40 Gramm Walnüsse: 1,8 Gramm

Während Probiotika lebende Mikroorganismen enthalten, die sich im Darm anreichern, dienen **Präbiotika** als Futter für die Bakterien. Vor allem die guten Bifidobakterien vermehren sich dann und machen krank machenden Bakterienstämmen wie Chlostridien das Leben schwer. Zu den Präbiotika zählen vor allem Oligosaccharide, das sind Verbindungen, die aus mehreren Zuckerbausteinen aufgebaut sind und natürlicherweise in pflanzlichen Lebensmitteln oder auch in Muttermilch vorkommen. Inulin gehört ebenfalls zu den Präbiotika. Es steckt in Artischocken, Chicorée, Lauch, Knoblauch, Zwiebeln, Weizen, Roggen, Schwarzwurzeln, Topinambur und (unreifen) Bananen.

**Bitterstoffe aus Pflanzen** sind natürliche Verdauungshelfer. Sie befinden sich in Chicorée, Radicchio, Rucola, Grapefruit, Endivien und Artischocken und regen beispielsweise die Speichelbildung an, ebenso die Tätigkeit von Leber, Galle und Bauchspeicheldrüse und fördern die Produktion von Salzsäure im Magen. In modernen Pflanzenzüchtungen gibt es sie oft gar nicht mehr, aber viele Biobauern verwenden noch alte Sorten.

## KURZKETTIGE FETTSÄUREN

Nach dem aktuellen Forschungsstand sind kurzkettige Fettsäuren das Lieblingsessen derjenigen Darmbakterien, die dich vor Entzündungen schützen, die im Verborgenen ablaufen.

Butyrat und Propionat können Entzündungen verhindern und deinen Körper vor allem davor bewahren, dass er in einer Art von Fehlalarm körpereigene Zellen angreift. Diese fehlgeleitete Immunreaktion ist nicht nur Ursache für altersbedingt verstärkte chronische Entzündungsprozesse (»Inflamm-Aging«), sondern Ursache für zahlreiche Autoimmunerkrankungen wie Allergien, Multiple Sklerose oder Rheuma. Außerdem regen kurzkettige Fettsäuren die Produktion von T-Zellen an, die Entzündungen im Körper regulieren. Schließlich nähren sie die Zellen der Darmwand, die für die Barrierefunktion besonders wichtig sind.

Daher ist es wichtig, dass du jeden Tag ballaststoffreich isst. Damit sorgst du für genügend schützende Darmbakterien und ausreichend kurzkettige Fettsäuren in deinem Darm.

### Fermentierte Nahrungsmittel essen

Fermentieren ist ein anderer Begriff für vergären. Bei diesem Prozess sorgen Milchsäurebakterien, Essigsäurebakterien und Hefen dafür, dass das fermentierte Produkt ein besonderes Aroma entwickelt und bekömmlicher wird. Dabei bleiben alle wertvollen Nährstoffe und Vitamine erhalten. Fermentierte Nahrungsmittel sind eingelegtes Gemüse wie Sauerkraut, Rote Bete oder koreanisches Kimchi, milchsauer vergorene Bohnen und Möhren. Aber auch Kombucha, Hefen und fermentierte Milchprodukte wie Kefir, Ayran, Lassi und Joghurt zählen dazu. Sie enthalten wertvolle natürliche Probiotika, stärken die Darmbarriere, verdrängen krank machende Bakterien und schützen so die Darmschleimhaut. Echte Superfoods eben.

### Entspannen

Es gibt zahlreiche bewährte Methoden wie Yoga, Atemübungen, progressive Muskelentspannung nach Jacobson, autogenes Training oder Qigong, die alle gut beim Abschalten helfen. Viele kann man sich selbst beibringen mit YouTube-Tutorials oder Ratgebern. Wer mag, kann natürlich auch einen Kurs besuchen. Am wichtigsten ist, dass du dranbleibst an deinem Entspannungsritual und die Übungen regelmäßig machst. Vielleicht entspannt dich auch eine bestimmte Musik oder ein gutes Buch. Aktiv kannst du dabei gut entspannen: Spazierengehen, Radfahren oder Tanzen baut Stresshormone ab und macht den Kopf frei.

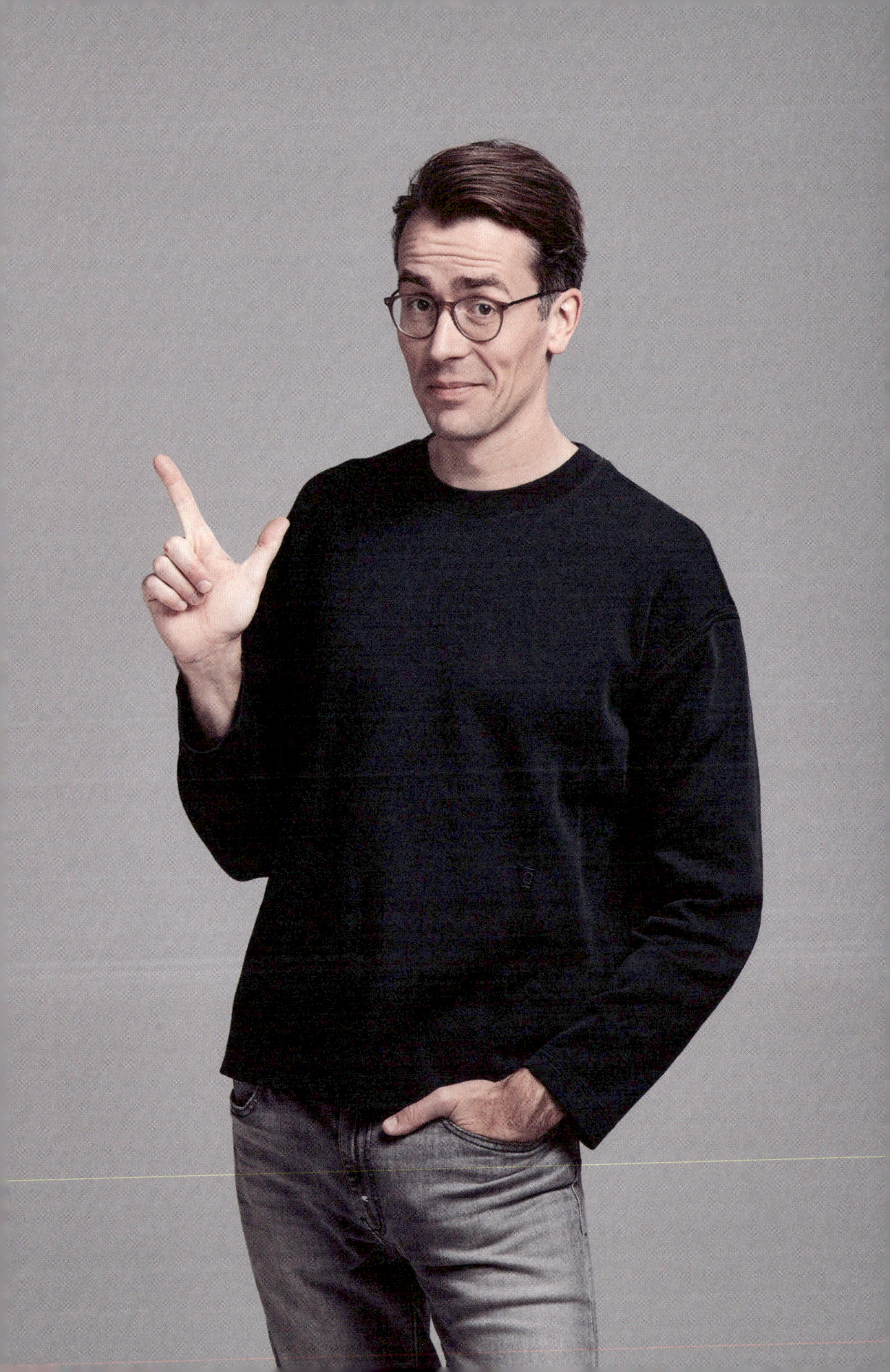

# IMMUNSYSTEM

Ständig sind wir in Kontakt mit unserer Außenwelt. Wir treffen Menschen, wir fassen Türklinken an, atmen Luft ein. Selbst wenn wir allein in einer Hütte im Wald leben würden, hätten wir Kontakt mit unzähligen Keimen und Erregern. Die können uns Probleme machen, sie müssen es aber nicht. Auch im Körper selbst kann einiges schieflaufen. So können sich fehlerhafte Zellen ungehindert teilen und Tumore daraus wachsen. Aber auch hier gilt: Es muss nicht so sein. Denn dank unseres körpereigenen Abwehrsystems haben wir ein prima Schutzschild, das uns Tag und Nacht vor allen möglichen Keimen und Erregern beschützt – und im besten Fall sogar vor Krebs. Doch um so viele Probleme zu lösen, braucht es mehr als nur ein Schutzschild, daher verfügt jeder von uns über mehrere Schutzmechanismen.
Das ganze System ist sehr komplex und bei alledem auch sehr sensibel, deshalb funktioniert es auch nicht immer fehlerfrei. Manchmal dauert es etwas, bis es sich aktiviert, und hin und wieder bekommen wir zu spüren, wie es richtig ackern muss, wenn wir zum Beispiel Fieber bekommen oder uns das klassische Erkältungstrio aus Husten, Schnupfen und Heiserkeit erwischt.
Auf den nächsten Seiten wollen wir unsere Superkräfte gemeinsam erkunden. Wir schauen uns an, was sie so stark macht und was sie schwächeln lässt. Denn es gibt auch einige Störfaktoren, die wir nicht so einfach ausschalten können. Das ist beispielsweise bei einer Allergie oder einer Autoimmunkrankheit der Fall. Aber keine Sorge: Du kannst jede Menge dazu beitragen, dass dein Abwehrsystem mit voller Kraft arbeiten kann. Denn allein durch deinen Lebensstil kannst du die Helfer in deinem Körper sehr wirkungsvoll unterstützen.

# SUPERHELD

Ja, auch in dir steckt ein Mega-Superheldin beziehungsweise ein Mega-Superheld. Wie? Das wusstest du schon? Sehr gut! Vermutlich hast du aber gerade an ein paar besondere, herausragende Fähigkeiten von dir gedacht, oder? Das ist schon mal super. Ich meine allerdings eine ganz besondere Kraft in dir, die du wahrscheinlich nicht auf dem Zettel hattest – die dich aber in jeder Sekunde deines Lebens beschützt und dafür sorgt, dass du gesund bleibst: dein Immunsystem. Es bewahrt dich vor Krankheitserregern unterschiedlichster Herkunft und Gestalt, es lässt Wunden heilen und sorgt dafür, dass deine Zellen in ordnungsgemäßem Zustand sind. Bakterien, Viren, Parasiten oder Pilze puffern deine körpereigene Abwehr genauso souverän ab wie Giftstoffe aus der Umwelt. Wenn sie erst mal so richtig loslegt, kann sie sogar krank machende Zellveränderungen wie bei Krebs beseitigen. Toll, oder?

Dabei verfügt das Immunsystem nicht nur über eine Sammlung verschiedener Wunderwaffen, sondern auch über einen enormen Spürsinn. Kein Wunder, dass es in der Liga der komplexesten Systeme im Körper mitspielt. Immun-, Nerven- und Hormonsystem sind sogar zu einem Verbund zusammengeschaltet, dem sogenannten immun-neuroendokrinen Netzwerk. Das ist auch der Grund dafür, dass psychische Faktoren oder Stress deine körpereigene Abwehr stark beeinflussen können. Denn: Alles hängt zusammen!

Damit das Immunsystem mit seiner Schutz- und Abwehrtätigkeit Tag und Nacht erfolgreich sein kann, hat es die Evolution im Lauf der Jahrtausende der Menschheitsentwicklung so eingerichtet, dass sich verschiedene Leitstellen im Körper mit dem Schutz vor unerwünschten Komplikationen und Eindringlingen beschäftigen, und dies auf unterschiedlichen Ebenen. Diese Leitstellen sind im ganzen Körper verteilt, in Form von Organen und Organteilen, aber auch in Form von bestimmten Zellarten,

Boten- und Signalstoffen. Sie arbeiten in der Regel Hand in Hand, routiniert und ohne dass du irgendetwas von ihren Heldentaten bemerkst. Dass du ein Immunsystem hast, bemerkst du nämlich normalerweise erst, wenn du dich nicht mehr so richtig fit fühlst, krank wirst oder dein Körper nicht mehr so funktioniert, wie er funktionieren sollte.

### Die Superwaffen

Dein innerer Superheld hat ein ganzes Arsenal an Abwehrwaffen zur Verfügung. Sie sind in deinem ganzen Körper verteilt.

**Haut und Schleimhäute:** Hier befinden sich Eintrittspforten für Erreger, die oft gleich an Ort und Stelle abgefangen werden. Die Haut ist quasi die erste Barriere. Über ihren Säureschutzmantel wehrt sie verschiedenste Erreger ab. Zusätzlich schützen uns aber auch noch unsere Mundschleimhaut sowie unsere Nasenschleimhaut, die noch durch feine Flimmerhärchen unterstützt wird.

Auch die Flüssigkeit in den Augen, der Speichel, die Magensäure und der Urin stehen an vorderster Front, wenn es darum geht, Keime unschädlich zu machen. In Tränenflüssigkeit und Speichel steckt zum Beispiel das Enzym Lysozym: Es kann die Zellwände von zahlreichen schädlichen Bakterien zerstören. Und: Die Magensäure ist so aggressiv, dass sie auch unsere Zellen und Organe auflösen könnte, wären diese nicht entsprechend geschützt.

**Gaumen- und Rachenmandeln:** Sie kontrollieren als Wächter alle Krankheitserreger, die über Mund, Nase, Ohren und Augen eindringen.

**Lymphknoten und Lymphbahnen:** Dieses lebenswichtige Filter- und Ableitungssystem besteht aus einem Netz aus Gefäßen und ist untrennbar mit dem Blutkreislauf verbunden. Es sorgt dafür, dass keine Schadstoffe und Keime ins Blut gelangen. An den Lymphknoten sind oft mehrere kleine Lymphgefäße zusammengeschlossen. Das macht im ganzen Körper ungefähr 600 bis 700 Knoten. Sie sind zwischen 3 und 30 Millimeter groß und in Fett- oder Bindegewebe eingelagert.

In der Darmwand liegt ein besonders dichtes Geflecht aus lymphatischem Gewebe. Neben seiner wichtigen Filter- und Reinigungsfunktion aktiviert es bestimmte weiße Blutkörperchen, die Lymphozyten. Diese schwimmen in der Lymphflüssigkeit, die auch Fresszellen enthält. Wenn deine Lymphknoten angeschwollen sind, bedeutetet das, dass sie gerade im Hochleistungsmodus sind, weil ein Infekt droht.

**Thymusdrüse:** Das in zwei Lappen angelegte Organ liegt hinter dem Brustbein und kann gut und gerne als Steuerzentrale der körpereigenen Abwehr bezeichnet werden. In der Kindheit entstehen hier T-Lymphozyten, die zum erworbenen Immunsystem gehören. In der Thymusdrüse lernen die T-Zellen, eingedrungene von körpereigenen Zellen zu unterscheiden.

**Milz:** Dieses kleine Organ, das direkt unterhalb des Brustkorbs auf der linken Seite liegt, reinigt das Blut, indem es alte, beschädigte und nicht mehr funktionstüchtige Zellen entfernt und abbaut. In der Milz reifen zudem die sogenannten T-Lymphozyten aus. Auch Vorstufen von Fresszellen werden dort gebildet, die dann in den Lymphbahnen schwimmen.

**Darm:** Die Darmwand mit ihrer riesigen Oberfläche ist von einem dichten Geflecht aus Lymphknoten und Lymphfollikeln bedeckt, um dich vor Krankheitserregern und Fremdkörpern zu schützen. Man nennt es darmassoziiertes, lymphatisches Gewebe (GALT). 80 Prozent aller Immunzellen leben im Darm. Die Gesundheit von Darm und Immunsystem sind also eng miteinander verknüpft. Ist der Darm gesund, arbeitet das Immunsystem auf vollen Touren. Ist er angeschlagen, schwächelt auch deine Abwehr.

**Knochenmark:** Hier entstehen rote und weiße Blutkörperchen sowie Blutplättchen (Thrombozyten), die dafür sorgen, dass man bei einer Verletzung nicht verblutet. Bei den weißen Blutkörperchen unterscheidet man zwischen B- und T-Zellen. Sie entwickeln sich zu Gedächtniszellen und können bei einem erneuten Kontakt mit demselben Antigen (siehe Seite 76) sofort aktiviert werden. So kann innerhalb von Stunden eine Abwehrreaktion ausgelöst werden, die das Ausbrechen einer Infektion verhindert. Das funktioniert jedoch leider nicht immer, da unser Immunsystem bestimmte Erkältungserreger nur unspezifisch abwehrt, sodass keine Gedächtniszellen gebildet werden können.

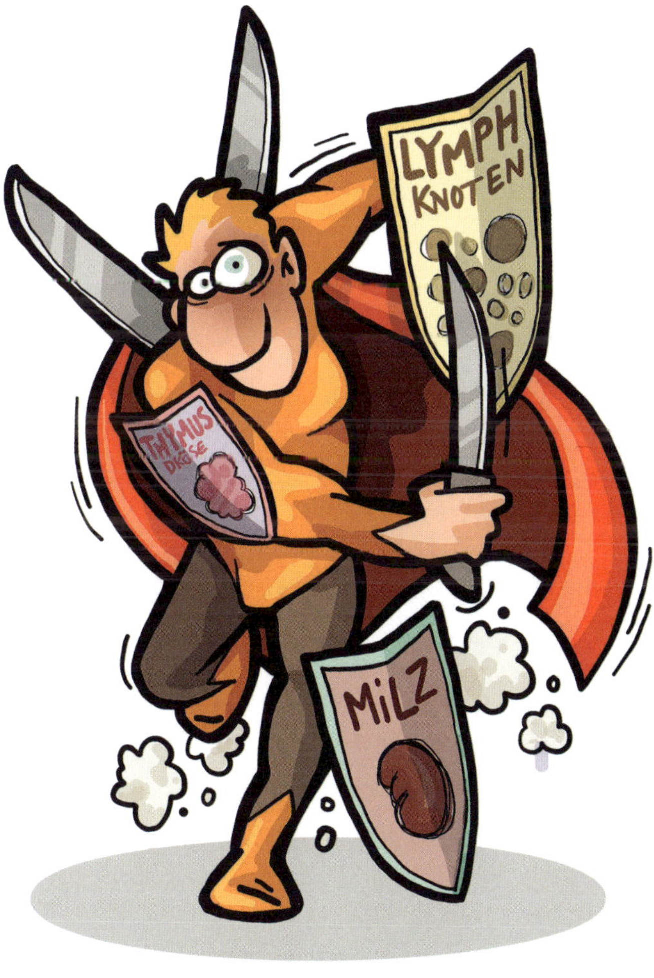

# ZWEI VERTEIDIGUNGSLINIEN

In deinem Körper gibt es unterschiedliche Verteidigungssysteme, die zwischen Gut und Böse, zwischen »Selbst« und »Fremd« unterscheiden und bei Bedarf eine Immunantwort auslösen. Als Erstes treten die anatomischen Barrieren in Kraft, die die Erreger erst mal überwinden müssen. Damit ist alles in und an unserem Körper gemeint, mit dem Angriffe von außen abgewehrt werden können. Gelingt es Keimen jedoch, weiter in deinen Körper vorzudringen, stellen sich ihnen hochspezialisierte Abwehrzellen entgegen und nehmen den Kampf auf.

## Das angeborene Immunsystem

Diese angeborene oder natürliche Abwehr wird auch als unspezifisches Immunsystem bezeichnet. Es ist in unserem Körper einer der entwicklungsgeschichtlich ältesten Mechanismen zum Selbstschutz und kann bereits ein Neugeborenes schützen. Die natürliche Abwehr tritt sofort in Kraft und kann binnen Stunden einen Anschlag auf deine Gesundheit vereiteln, der von Fremdkörpern, Verletzungen oder Krankheitserregern geplant ist. Dazu stehen ihr Fress- oder Killerzellen zur Verfügung, die zu den weißen Blutkörperchen gehören und über bestimmte Botenstoffe aktiviert werden. Nomen ist hier Omen: Diese Zellen fressen ihre Widersacher kurzerhand auf. Diese Abwehr ist sehr effizient, arbeitet aber unspezifisch. Das heißt, sie schaut nicht genau hin, wer da über einen Kratzer in der Haut oder ein Loch in der Darmschleimhaut eingedrungen ist, sondern haut einfach mal drauf. Bei dem Abwehrkampf kann es deshalb auch zu Kollateralschäden kommen, dann entstehen zum Beispiel Herpesbläschen oder Brandblasen. Bei Männern ist diese Form der körpereigenen Abwehr oft stärker ausgeprägt als bei Frauen. Diese müssen nämlich im Fall einer Schwangerschaft in der Lage sein, ein zum Teil fremdes Wesen – jeder Embryo trägt ja auch einen Teil des Erbguts vom Vater in sich – über viele

Monate hinweg im Körper zu behalten, ohne dass er von ihrem Immunsystem »rausgeworfen« wird.

Scheitert die erste Verteidigungslinie an ihrer Aufgabe, macht sich die zweite Reihe ans Werk und versucht im Lauf der nächsten paar Tage auf ihre Weise, die Erreger unschädlich zu machen.

## WARUM KRANKSEIN WICHTIG FÜR DEINE GESUNDHEIT IST

Dein Körper kann ein spezifisches Immunsystem nur aufbauen, wenn du krank wirst. Er braucht diese Infekte sozusagen als Trainingspartner, nur so kann er die richtigen Immunantworten geben. Dazu muss er seine Feinde aber erst einmal näher kennenlernen. Und das kann schon mal ein paar Tage dauern. In dieser Zeit entwickelt dein Körper eine Strategie gegen das Virus oder die Bakterien. Jeder Infekt, den du überstehst, egal ob Windpocken oder eine Erkältung, hilft deinem Immunsystem bei der Arbeit. Es wird von Infekt zu Infekt immer effizienter und schlauer. Und kommt der gleiche Feind zum zweiten Mal, weiß dein Körper sofort, was er zu tun hat, und kann schnell mit den richtigen Maßnahmen reagieren.

Eine davon ist zum Beispiel Fieber, weil die steigende Temperatur den Stoffwechsel anregt und die Bedingungen für die B-Zellen verbessert, die eine wichtige Waffe im Kampf gegen Krankheitserreger sind. Denn das Spannende ist, dass eine B-Zelle schon bei 38 °C Körpertemperatur tausendfach schneller arbeiten kann als bei 37 °C. Fieber ist also etwas Positives, und wenn es nicht zu hoch wird und zu lange anhält, solltest du keine fiebersenkenden Mittel nehmen. Sie schwächen deine Abwehr, statt sie zu unterstützen. Oder anders gesagt: Wenn du fieberst, ist das ein Zeichen dafür, dass dein Immunsystem funktioniert.

### Das erworbene Immunsystem

Die spezifische Abwehr tritt auf den Plan, wenn Eindringlinge getarnt sind und nicht sofort als gefährlich erkannt werden. Außerdem reagiert sie auf wiederkehrende Bedrohungen. Diese Art deiner körpereigenen Selbstverteidigung entwickelt sich mit jeder direkten Auseinandersetzung mit Krankheitserregern weiter. Denn die Abwehrzellen dieses Systems, die T-Lymphozyten und B-Lymphozyten, können sich die Feinde merken. Kommt es zu einem erneuten Angriff, kann der Körper schnell passende Gegenmittel herstellen und den Infekt abwehren. Diese Form der Abwehr steht dir nicht von Geburt an zur Verfügung, sie muss erlernt werden, mit jeder Kinderkrankheit und jedem Infekt. Durch das immunologische Gedächtnis bleibt der Schutz dann über viele Jahre bestehen: Du wirst immun.

Weil sich die spezifische Abwehr immer wieder anpasst und dazulernt, kann der Körper aber auch Bakterien oder Viren bekämpfen, die sich im Laufe der Zeit verändern. Dieser Lerneffekt findet auch beim Impfen statt.

## ANTIBIOTIKA

Viele Menschen halten Antibiotika für eine Superwaffe gegen Infekte aller Art. Wenn du aber immer wieder Antibiotika einnimmst, ist das für dein Immunsystem eine mittlere Katastrophe. Denn Antibiotika wirken nicht nur gegen die krank machenden Bakterien, sondern auch gegen die nützlichen. Das bedeutet: Jedes Mal, wenn du Antibiotika nimmst, geht auch ein Haufen guter Bakterien drauf und die tummeln sich vor allem im Darm, im wichtigen Mikrobiom. Und das kann das Immunsystem sogar so sehr stören, dass dein Körper irgendwann harmlose nicht mehr von gefährlichen Zellen unterscheiden kann – so beginnen Allergien und Autoimmunkrankheiten.

Für den Einsatz von Antibiotika gilt grundsätzlich: So oft wie notwendig und so selten wie möglich.

# FEIND IN SICHT: BAKTERIEN, VIREN UND CO.

Jeder von uns hat es ständig mit ungebetenen Gästen zu tun, die versuchen, sich Eintritt in den Körper zu verschaffen. Das fängt mit mikroskopisch kleinen Viren an und endet noch lange nicht bei meterlangen Bandwürmern.

## Bakterien

Es gibt sie überall und viele Bakterien leben friedlich mit uns zusammen, auf der Haut, in den Atemwegen, im Mund oder im Darm, und arbeiten hier kongenial an unserer Gesunderhaltung mit. Die mikroskopisch kleinen, einzelligen Organismen haben einen eigenen Stoffwechsel, können sich also selbst teilen und so vermehren.

Allerdings gibt es auch schädliche Kandidaten unter den Bakterien, die selbst oder durch ihre Stoffwechselprodukte Entzündungen und daraus folgende Erkrankungen auslösen können. Im Vergleich zu den nützlichen Bakterien sind es sehr wenige, das macht sie jedoch nicht weniger gefährlich. Das ist vor allem der Fall, wenn Schleimhäute beschädigt sind. Dann können Bakterien in der Nähe liegendes Gewebe befallen, mit dem sie normalerweise nicht in Berührung kommen, zum Beispiel die Nasennebenhöhlen, das Mittelohr, das Gehirn, die Lunge oder den Bauchraum.

Übertragen werden Bakterien in der Regel durch Husten oder Niesen (Tröpfcheninfektion) oder durch Hautkontakt. Typische Bakterieninfektionen sind: Keuchhusten, Tuberkulose, Salmonellose (siehe Seite 49), Harnwegsinfekte, Tetanus, Helicobacter pylori-Infektion (siehe Seite 52), Parodontitis oder Karies.

### Viren

Viren sind sehr einfach aufgebaut, haben keinen eigenen Stoffwechsel und bestehen »nur« aus ihrem Erbgut (DNA oder RNA), das in eine Eiweißhülle eingebettet ist. Viren sind noch kleiner als Bakterien und nur durch sehr leistungsstarke Mikroskope erkennbar. Sie sind immer auf einen Wirt angewiesen, um »leben« zu können – aufgrund des fehlenden Stoffwechsels sind sie streng genommen gar keine Lebewesen. Diesen Wirt müssen sie anstecken, hier können sie sich vermehren, indem sie bestimmte Strukturen nutzen, um Kopien von sich anzufertigen. Dafür kommen je nach Virustyp Menschen, Tiere, aber auch Bakterien und Pilze infrage.

Übertragen werden Viren durch das Berühren von Gegenständen, auf denen sie sich befinden, durch Einatmen von Luft, durch Geschlechtsverkehr oder durch Bisse oder Stiche von Tieren.

Viele Viren verschwinden, nachdem sie eine Krankheit ausgelöst haben, manche bleiben im Körper, wie beispielsweise bei HIV oder Herpes. Da sich Viren immer weiter verändern, ist es schwierig, ein für alle Zeiten passgenaues Medikament zu entwickeln. Um dich beispielsweise vor dem jeweils aktuellen Grippevirus zu schützen, musst du dich jedes Jahr nachimpfen lassen. Weitere typische Virusinfektionen sind: Erkältungen, Windpocken, Masern, Röteln, Corona oder Magen-Darm-Erkrankungen.

## VIREN BEKÄMPFEN

Virusinfektionen kannst du durch eine Impfung vorbeugen. Wirkstoffe, die zur Bekämpfung von Viren eingesetzt werden, nennt man Virostatika.

Während Antibiotika bei Bakterieninfektionen hilfreich sein können, sind sie es bei Virenattacken in der Regel nicht. Ausnahme: Auf eine Viruserkrankung folgt eine bakterielle Infektion.

### Pilze

Ähnlich wie bei Bakterien gibt es für uns hilfreiche Pilze, aber auch unerwünschte Bewohner. Auf unserer Haut leben beispielsweise Pilze, die sich von abgestorbenen Zellen ernähren und an sich harmlos sind. Finden sie jedoch eine warme und feuchte Umgebung vor, kann sich eine Infektion entwickeln. Solche Infektionen sind normalerweise oberflächlich und Anzeichen für ein geschwächtes Immunsystem. Sie beginnen auf der Haut, auf den Fingernägeln oder in der Lunge. Typisch sind auch Genital- oder Fußpilz.

Pilzinfektionen sollten behandelt werden, um zu vermeiden, dass sie sich ausbreiten. Dies geschieht mit Salben und Medikamenten und allen Maßnahmen zur Stärkung des Immunsystems (siehe Kapitel »Doping für deinen inneren Superhelden«).

### Parasiten

Parasiten sind auf einen Wirt angewiesen, der sie ernährt oder in dem sie sich vermehren können. Am häufigsten treten sie in Gegenden mit schlechten hygienischen Bedingungen auf. Zecken, Kopfläuse, Flöhe und Bandwürmer gehören hierzulande zu den bekanntesten Vertretern. Manche von ihnen können Krankheitserreger übertragen und zu Toxoplasmose, Hirnhautentzündung, Malaria oder Borreliose führen.

# GEGENFEUER – WIE EINE IMMUNANTWORT VERLÄUFT

Eine Immunantwort verläuft immer nach einem bestimmten, fein abgestimmten Schema. Reihenfolge und Timing sind hier extrem wichtig, damit geschädigte Zellen angegriffen und gesunde geschützt werden können. Zuerst erkennen bestimmte Aufspür-Zellen im Immunsystem einen Eindringling anhand seiner Oberflächenstruktur. Sie identifizieren zum Beispiel auf der Zelloberfläche von Bakterien oder Viren fremde Eiweiße, sogenannte Antigene. Gefahr erkannt, Abwehr organisiert, heißt es jetzt. Die Feinde werden dann erst mal in Richtung Lymphsystem geschleust, wo die eigentliche Abwehrreaktion stattfindet.

Hier treten Abwehrzellen auf den Plan, das sind bestimmte weiße Blutkörperchen, und zwar B-Lymphozyten. Sie können Abwehrstoffe bilden, die ebenfalls aus Eiweiß bestehen, die sogenannten Antikörper (Immunglobuline). Sie passen zum Antigen wie der Schlüssel ins Schloss. Es gibt fünf Gruppen von Antikörpern, die vorne alle mit »Ig« abgekürzt werden und unterschiedliche Funktionen bei der Immunantwort haben. IgG-Antikörper sind die häufigsten und vor allem im Blutplasma unterwegs. Sie bieten den Fresszellen der unspezifischen Abwehr Futter, indem sie beispielsweise Mikroorganismen und Giftstoffe bündeln. IgM-Antikörper treten meistens zu Anfang einer Abwehrreaktion auf den Plan. IgA-Antikörper kommen im Speichel oder in der Tränenflüssigkeit und anderen Sekreten vor, sie verkleben Eindringlinge und schützen den Körper vor Bakterieninvasionen. Die IgE-Antikörper schützen vor allergischen Reaktionen und Parasiten und die IgD-Antikörper regulieren weitere Abwehrprozesse.

Die so entstandenen Antigen-Antikörper-Komplexe haben schon einiges von ihrer Schadenskraft verloren und werden anschließend von den Fresszellen entsorgt.

## Den Brand mit Feuer löschen

Neben den B-Lymphozyten machen sich nun auch T-Lymphozyten bereit zum Einsatz. Als T-Killerzellen können sie Krankheitserreger direkt unschädlich machen und als T-Helferzellen beeinflussen sie die weitere Immunantwort, indem sie dafür sorgen, dass bei einer Infektion, einer Wunde, einer chemischen Reizung oder schädlichen Strahlung die Durchblutung gesteigert wird und sich infiziertes Gewebe entzündet. Der »Brand« wird also nicht gelöscht, sondern bekommt eine ordentliche Ladung Feuer ab.

Eine Entzündungsreaktion läuft immer ähnlich ab: Sobald eine Zelle Probleme bekommt, gibt sie ein Alarmsignal in Form von bestimmten Botenstoffen (z. B. Zytokine). Die sorgen dafür, dass Immunzellen schneller das betroffene Gewebe erreichen, indem sie die Blutgefäße durchlässiger machen. Andere Signalstoffe (Chemokine) locken Fresszellen an, die dann vor Ort beispielsweise eingedrungene Bakterien vernichten können.

Wieder andere Botensubstanzen signalisieren bei größeren Schäden bestimmten Gehirnarealen, dass sie sonstige Aktivitäten herunterfahren sollen, weil aktuell ein Notfall besteht. Und damit die Botschaft auch beim Rest von uns ankommt, haben wir keine Energie mehr, fühlen uns schlapp und müde, bekommen vielleicht Fieber oder Gliederschmerzen. Schließlich sollst du dich jetzt ausruhen, damit dein Körper sich um die Krankheitsabwehr kümmern kann.

Die betroffene Stelle kann dann anschwellen, sich röten oder schmerzen. Auch die Lymphozyten vermehren sich, was zur Folge hat, dass die Lymphknoten anschwellen oder sich die Milz vergrößert. Im Lauf dieses Prozesses bilden sich B- oder T-Gedächtniszellen, das immunologische Gedächtnis. Sie sind es, die bei einem erneuten Kontakt mit demselben Erreger dafür sorgen, dass die Antikörperproduktion dann so kraftvoll anläuft, dass du gar keine Krankheitssymptome mehr spürst. Du bist immun geworden.

# IMMUNPOWER – DIE KRAFT DER IMPFUNG

Wenn du eine Krankheit durchstehst, kannst du dank des guten Gedächtnisses deiner Körperabwehr dagegen immun werden. Vielleicht hast du das mit einer Kinderkrankheit schon mal selbst erlebt. Auf dem Prinzip der Immunität beruht jede Schutzimpfung. Diese wurden und werden entwickelt gegen hochansteckende, teilweise sehr aggressive Krankheiten wie Influenza, Keuchhusten, Masern oder Hepatitis B, die harmlos verlaufen können, aber auch schwere, manchmal sogar lebensgefährliche Organschäden nach sich ziehen können.

Beim Impfen gibt es unterschiedliche Wege, um anschließend immun zu sein. Normalerweise nimmt die Ärztin oder der Arzt eine aktive Impfung vor. Eine passive Impfung gibt es auch, sie ist aber eher selten und wird beispielsweise bei einer drohenden Tollwuterkrankung verabreicht. Hier handelt es sich beim Impfstoff um Antikörper. Eine Immunität hält meist nur ein paar Monate an.

## Die aktive Immunisierung

Bei der aktiven Impfung wird eine unschädliche Menge eines Antigens oder eines Antigenproduzenten in Form von abgetöteten oder auch abgeschwächten lebenden Erregern verabreicht. Totimpfstoffe mit abgetöteten Erregern sind zum Beispiel üblich bei Grippe, Kinderlähmung oder Keuchhusten. Bei Hepatitis B, Pneumokokken (sie verursachen Lungen- und Hirnhautentzündung) oder HiB (Haemophilus influenza B) werden einzelne Bestandteile des toten Erregers gegeben. Abgeschwächte Lebendimpfstoffe setzt man bei der Impfung gegen Masern, Mumps und Röteln ein.

Eine Sonderform sind mRNA-Impfstoffe. Hier werden den Zellen keine Krankheitserreger – weder tot noch lebendig – angeboten, sondern

Teile der Erbinformation des Virus. Die sind in der mRNA (messenger ribonucleid acid) gespeichert. Das ist ein sogenanntes Botenmolekül, das, wie der Name schon sagt, nicht ins Erbgut der Zelle eingebaut werden kann und nach seinem Einsatz wieder abgebaut wird. Mit diesem »Bauplan« können Zellen selbst ein Antigen herstellen. Dieses Antigen, das an sich ungefährlich ist, gelangt ins Blut und ruft eine Immunantwort hervor. Kommt es später zu einem echten Kontakt mit dem Virus, ist der Körper vorbereitet und kann sich besser wehren. Auf diesem Prinzip funktioniert ein Impfstoff gegen Covid-19.

Sobald du durch eine Impfung Immunität erhältst, hält diese oft Jahre an, manchmal sogar ein Leben lang. Bei Viruserkrankungen, deren Erreger sich jedes Jahr verändern, kann eine jährliche Impfung nötig sein, um sich zu schützen.

### Auf Abwehr programmiert

Auf jede Impfung reagiert das Immunsystem mit einer schwachen ersten Reaktion, das ist normal und meistens harmlos. Oft rötet sich die Einstichstelle, schwillt an oder schmerzt. Manchmal kommen auch Fieber, Unwohlsein oder grippeähnliche Symptome hinzu. Das Immunsystem arbeitet dabei auf Hochtouren. Kommt der Körper später durch eine Infektion wieder mit dem Erreger in Kontakt, hat das immunologische Gedächtnis die Antwort gespeichert und kann rasch mit Superheldenkraft reagieren.

Schwere Komplikationen sind heute bei den modernen Impfstoffen selten geworden, aber es gibt sie. Dass Impfungen zu Multipler Sklerose führen können, zu Autismus oder Diabetes, ist wissenschaftlich allerdings nicht belegt.

Ob und wie eine Impfung wirkt, hängt von vielen Faktoren ab. Es spielen Grunderkrankungen eine Rolle, das Alter oder auch das Geschlecht. Ein Erfolg kann nicht immer hundertprozentig gewährleistet sein, in der Breite haben Impfungen jedoch schon viel positive Wirkung gezeigt. Einige gefährliche Erkrankungen wie Pocken, Polio oder Diphterie – daran starben im Zweiten Weltkrieg noch Zehntausende – konnten in Deutschland beispielsweise zurückgedrängt oder sogar ausgerottet werden. Frauen im gebärfähigen Alter sollten gegen Röteln geimpft sein, da eine Rötelninfektion in der Schwangerschaft für das ungeborene Kind hochgefährlich ist.

Die Frage, ob man sich selbst oder auch sein Kind impfen lassen soll, ist oft nicht einfach zu beantworten. Die STIKO (Ständige Impfkommission) gibt dafür eine einfache Formel vor: Wenn die Gefahr durch eine Krankheit größer ist als die, Nebenwirkungen oder Schäden durch eine Impfung zu leiden, sollte man über eine Impfung nachdenken.

# ABWEHR AUSSER KONTROLLE

Die Immunabwehr ist eine feine Sache. Hat die Abwehrreaktion die Bakterien, Viren oder Parasiten und Fremdkörper erfolgreich erledigt und die geschädigten Zellen aus dem Körper entfernt, klingt die Entzündung nach und nach ab. Es dauert noch ein paar Tage, bis du dich von dem Infekt vollständig erholt hast, aber dann bist du wieder fit. Der Heilungsprozess ist damit abgeschlossen.

Allerdings gibt es wie bei allen Bränden ein Risiko: Das Feuer kann außer Kontrolle geraten. In unserem Fall kommt es dazu, wenn es das Immunsystem nicht schafft, schädliche Keime innerhalb einer bestimmten Zeit vollständig aus deinem System zu entfernen. Jetzt wird die Entzündung chronisch. Die Immunzellen sind dauerhaft aktiviert und schütten ständig verschiedene Botenstoffe und andere Substanzen aus. Nasennebenhöhlen- oder Bindehautentzündungen sowie Bronchitis gehören zu diesen sogenannten sekundär chronischen Erkrankungen. Es gibt aber auch chronisch entzündliche Prozesse, denen keine akute Entzündung vorausgeht. Hier spricht man von primär chronischen Erkrankungen.

## Autoimmunerkrankungen

Die bekanntesten Autoimmunerkrankungen sind Hashimoto Thyreoiditis, Multiple Sklerose, Psoriasis, Morbus Crohn oder Colitis ulcerosa, rheumatoide Arthritis und Zöliakie. In diesen Fällen passiert Folgendes: Das Immunsystem ist nicht mehr in der Lage, zwischen Freund und Feind zu unterscheiden. Die Immunzellen greifen daher nicht nur körperfremde, sondern auch gesunde Zellen und Strukturen an und beschädigen diese. So gut wie jedes Organ kann davon betroffen sein. Die ersten Antikörper bilden sich schon viele Jahre, bevor die eigentliche Erkrankung ausbricht. Dies ist häufig der Fall, wenn im Leben gerade besonders viel los ist, die meisten Betroffenen sind daher zwischen 20 und 50 Jahre alt.

Warum der Superheld manchmal versagt, ist trotz intensiver Forschung noch nicht geklärt. Womöglich spielen Erbfaktoren in Kombination mit Infektionen, Medikamenten oder chemischen Stoffen eine Rolle. Auch die Ernährung – Darmflora! –, negativer Stress, Vitamin-D-Mangel, eine Schwangerschaft und Veränderungen des Hormonhaushalts begünstigen das Entstehen einer Autoimmunerkrankung. Aus diesen Gründen und weil sie ein aktiveres Immunsystem haben – die spezifische Körperabwehr ist viel ausgeprägter –, sind vor allem Frauen von diesen chronischen Entzündungen betroffen.

Leider sind Autoimmunerkrankungen bislang nicht heilbar, sie werden zu lebenslangen Begleitern. Behandelt werden sie entweder mit entzündungshemmenden Medikamenten oder solchen, die die Entzündung unterdrücken sollen (Immunsuppressiva). So soll eine weitere Zerstörung des betroffenen Gewebes verhindert werden. Bei manchen Krankheiten können Hormone ersetzt werden, etwa bei der Hashimoto Thyreoiditis. Gleichzeitig wird immer auch empfohlen, auf Ernährung, ausreichend Bewegung und ein besseres Stressmanagement zu achten.

### Allergien

Blütenpollen, Katzenhaare, Hausstaubmilben, Eier, Weizen – ein Allergiker reagiert auf diese eigentlich harmlosen Substanzen mit laufender Nase, tränenden Augen oder heftigem Jucken. Auch bei Allergien sind die genauen Ursachen für ihre Entstehung noch nicht vollständig geklärt. Forschende gehen davon aus, dass eine Störung des Immunsystems zugrunde liegt. Besonders bei allergischen Erkrankungen, bei denen das Immunglobulin E (IgE) maßgeblich beteiligt ist, scheint Vererbung eine große Rolle zu spielen. Normalerweise kommen allerdings weitere Faktoren hinzu, darunter Ernährung, psychische Belastung, Infektionen, Tabakrauch oder Luftverschmutzung.

## ALLERGISCHES KLIMA

Weltweit nehmen allergische Atemwegserkrankungen zu. Verantwortlich dafür sind laut verschiedener Untersuchungen die durch den Klimawandel veränderte Lufttemperatur und $CO_2$-Konzentration, aber auch ein damit zusammenhängender Anstieg von Schadstoffen wie Feinstaub und Ozon. Zudem beobachten Forschende seit Längerem, dass der Klimawandel die Leidenszeit für Pollenallergiker verlängert, denn Beginn und Dauer der Pollenflugzeit haben sich verändert: Durch den Anstieg der Durchschnittstemperaturen beginnt die Blütezeit bestimmter Pflanzen heute viel früher als vor 25 Jahren. Die Zunahme der atmosphärischen $CO_2$-Konzentration führt außerdem dazu, dass die Pollenproduktion von allergieauslösenden Pflanzenarten zunimmt.

Bei einer Allergie tut das Immunsystem zu viel des Guten. Es reagiert heftigst – überschießend – auf Substanzen aus der Umwelt. Diese nennt man Allergene. Damit eine Allergie entstehen kann, muss man häufig Kontakt mit dem Allergen haben. Nach dem ersten Mal passiert noch gar nichts, es findet jedoch eine sogenannte Sensibilisierung statt, das heißt, es werden Antikörper gebildet. So wirst du beispielsweise empfindlich für Birkenpollen oder Erdnüsse. Bis allerdings die Augen tränen, sobald die Birken blühen, können Jahre vergehen. Dann »erinnert« sich das Immunsystem an das Allergen und aktiviert alle Abwehrmechanismen. Je häufiger du mit den allergieauslösenden Stoffen in Kontakt kommst, umso wahrscheinlicher reagiert dein Abwehrsystem.

Eine Allergie solltest du nicht auf die leichte Schulter nehmen. Lass dich behandeln und versuche, die Allergieauslöser so gut wie möglich zu meiden. Denn eine Allergie kann sich ausbreiten und dazu führen, dass du mit der Zeit auf immer mehr Substanzen allergisch reagierst.

## HYPOSENSIBILISIERUNG

Mit einer Hyposensibilisierung wird die Ursache der Allergie quasi beim Schopf gepackt. Ziel ist es, dem Körper die allergische Reaktion abzutrainieren. Dazu verabreicht die Ärztin oder der Arzt in regelmäßigen Abständen und über einen längeren Zeitraum hinweg den Allergieauslöser. So soll die allergische Reaktion abgeschwächt werden oder ganz ausbleiben. Bei Hausstaubmilben- und Pollenallergie ist diese Maßnahme sehr erfolgversprechend.

# IMMUNSYSTEM UND KREBS

Das Immunsystem erkennt und bekämpft Bakterien und Viren sowie geschädigte, kranke Zellen, also auch Krebszellen. Das funktioniert in der Regel ganz gut, sonst gäbe es weit mehr Krebsfälle zu beklagen. Manchen Tumorzellen kann es aber gelingen, den Abwehrmechanismen der Körperabwehr zu entkommen oder sie sogar zu überlisten. Das liegt unter anderem daran, dass sie für die Körperabwehr nicht so fremdartig wirken wie Schadstoffe aus der Umwelt, Bakterien, Viren oder Pilze. Schließlich tragen sie sehr viele Merkmale des körpereigenen Gewebes, aus dem sie sich gebildet haben, noch in sich. Für dein Immunsystem ist es also unter Umständen gar nicht so leicht, kranke von gesunden Zellen zu unterscheiden. Außerdem sind Tumorzellen Verwandlungskünstler. Sie schützen sich, indem sie sich verändern. Dadurch verschwinden Merkmale, an denen das Immunsystem defekte Zellen normalerweise ausmacht, oder sie werden geschickt kaschiert. Dass das Immunsystem bestimmte Tumorzellen nicht angreift, hat auch nichts damit zu tun, dass es geschwächt oder durch eine Grunderkrankung gestört ist (Immundefekt).

Die Veränderungen der Zellen geschehen in den allermeisten Fällen zufällig, sie folgen keinem großen Plan. Krebsforschende haben verschiedene Mechanismen entlarvt, warum die Körperabwehr an Tumorzellen vorbeischaut:

- Tumorzellen tarnen sich, indem sie so aussehen, als seien sie gesund. Damit machen sie sich sozusagen unsichtbar für das Immunsystem, das nur defekte Zellen »sieht«.
- Tumorzellen schwächen das Immunsystem. Dieses kann dann die schadhaften Zellen erkennen, sie aber nicht mehr attackieren und entsorgen. Zum Beispiel können Tumorzellen Botenstoffe bilden, die Immunzellen daran hindern, zu reifen oder auch aktiv zu werden. Oder sie zeigen auf ihrer Oberfläche bestimmte Merkmale, die die

T-Lymphozyten abschwächen. Oder sie regen die regulatorischen T-Zellen an, die normalerweise dafür zuständig sind, unerwünschte Immunantworten zu unterdrücken. Sind sie mobilisiert, wird auch die Abwehrreaktion gegen geschädigte Zellen unterdrückt.

### Krebs und Entzündungen

Mittlerweile gibt es deutliche Hinweise darauf, dass lang anhaltende und dauerhafte Entzündungen die Entstehung von Krebs fördern können, auch wenn die Mechanismen noch nicht ganz geklärt sind. So haben Betroffene mit der chronisch entzündlichen Darmerkrankung Colitis ulcerosa ein erhöhtes Risiko für Darmkrebs. Andererseits ist aber auch sicher: Nicht jede dauerhafte Entzündung führt zu Krebs.

Wissenschaftler vermuten, dass die bei einer Entzündung unentwegt aktiven Immunzellen auch solche Substanzen ausschütten, die das Erbmaterial von Zellen beeinträchtigen können. Daraus entstehen dann defekte Zellen. Diese sterben normalerweise ab, dank eines Spezialprogramms namens »programmierter Zelltod«. Leben sie aber weiter, können sie sich zu Tumorzellen entwickeln. Außerdem können eingewanderte Immunzellen noch weitere Stoffe bilden, die zur Entstehung und Weiterentwicklung von Krebs beitragen können, beispielsweise solche, die das Selbstmordprogramm von Tumorzellen einfach hemmen oder diese Zellen zur Vermehrung (Zellteilung) anregen.

Seit Jahren wird danach geforscht, wie man die körpereigene Abwehr gezielt programmieren kann, um gegen Tumore vorzugehen. Manche Ansätze sind vielversprechend, allerdings kommen sie bislang nur für sehr wenige Patientinnen und Patienten infrage. Wirkungsvoller scheint es zu sein, wenn Krebspatientinnen und -patienten insgesamt gut auf sich achten und ihr Immunsystem unterstützen.

## WIE DU DEIN IMMUNSYSTEM BEI KREBS SCHÜTZEN KANNST

- Iss viel Gemüse, Obst und Getreide und nur wenig Fleisch.
- Trinke ausreichend Wasser.
- Bewege dich regelmäßig an der frischen Luft.
- Bleibe immer schön entspannt.
- Schlafe genug.
- Vermeide Menschenansammlungen.
- Nimm Schutzimpfungen wahr.
- Schütze dich vor Ansteckung mit Infekten.
- Nimm keine zusätzlichen Präparate ein, ohne es mit deiner Ärztin oder deinem Arzt abzusprechen.

# WAS DAS IMMUNSYSTEM SCHWÄCHT

Dein Immunsystem vollbringt in jeder Sekunde deines Lebens Höchstleistungen und ist stark und extrem effizient, wie es sich für einen guten Superhelden gehört. Doch es gibt immer Ausnahmen von der Regel und so kann auch die Körperabwehr schwächeln.

## Dreck macht Speck

Bei den Kleinsten ist das Immunsystem noch gedrosselt, so kann sich das Neugeborene nach und nach an seine Umwelt gewöhnen. Neuere Studien zeigen, dass die Körperabwehr bei Babys wie mit angezogener Handbremse funktioniert. Ansonsten wären sie ständig in Abwehrkämpfe verstrickt und würden lebensgefährliche Entzündungen entwickeln. Etwa nach einem Jahr hat die unspezifische Abwehr dann ihre volle Schlagkraft erlangt. Bis dahin sind mehrere leichte Infekte wie Schnupfen oder Husten normal, auch wenn man gerade in den Wintermonaten das Gefühl hat, das Kind sei ständig krank.

Um seine spezifische Abwehr zu entwickeln, muss sich das Kind weiterhin mit Bakterien, Viren, Pilzen etc. infizieren. Das tut es in Kontakt mit Geschwistern und anderen Kindern in der Krabbelgruppe, der Kita, dem Kindergarten und der Schule. Kinderärztinnen und -ärzte empfehlen, dass Babys schon früh draußen und mit anderen Kindern spielen sollten, um mit verschiedenen Erregern in Kontakt zu kommen, mit Viren und auch Keimen und Bakterien im Hausstaub oder im Matsch. Frei nach dem Motto »Dreck macht Speck«. Die spezifische Körperabwehr lernt etwa bis zum zehnten Lebensjahr. Auch die Abwehr der Eltern frischt in diesen infektreichen Jahren ihr Immungedächtnis auf… Danach kennt das kindliche Immunsystem die meisten Erreger, die in unserer Umwelt üblich sind, und die Kleinen werden nicht mehr so häufig krank.

### Oldie but Goldie

Lernfähig bleibt das Immunsystem bis ins hohe Alter. Allerdings produziert ein älterer Mensch weniger Antikörper und auch die Abwehrzellen verändern sich. Deshalb hat die Körperabwehr nicht mehr die Schlagkraft wie in jungen Jahren. Schon mit dem Ende der Pubertät beginnt sich die Thymusdrüse, die wichtig für die Herstellung von T-Zellen ist, zurückzubilden. Mit den Jahren lassen alle Zell- und Organfunktionen allmählich nach. Das Knochenmark stellt weniger Abwehrzellen her, die gesamte Körperabwehr ist nicht mehr ganz so leistungsfähig wie in den jüngeren Erwachsenenjahren. Allerdings ist das individuell sehr unterschiedlich. Wer sich im Alter noch fit fühlt und aktiv ist, hat oft gut funktionierende Organe und ein entsprechend leistungsfähiges Immunsystem. So kann ein fitter 50-Jähriger ein stärkeres Immunsystem haben als etwa ein 30-Jähriger, der übergewichtig ist, raucht und regelmäßig Alkohol konsumiert.

### Oft krank?

Eine erhöhte Infektanfälligkeit bedeutet, du wirst schneller und häufiger krank und erholst dich nicht mehr so schnell. Tatsächlich ist das nur sehr selten auf eine angeborene, also primäre Immunschwäche zurückzuführen. Experten gehen davon aus, dass das nur bei 5 von 100 000 Personen der Fall ist. Etwas wahrscheinlicher ist eine sekundäre Immunschwäche (SID). Diese erwirbt man im Lauf seines Lebens, beispielsweise durch eine Krebserkrankung, eine HIV-Infektion, Nebenwirkungen von Medikamenten oder Stoffwechselstörungen wie Typ-2-Diabetes. Meistens jedoch ist eine ungesunde Lebensweise der Grund dafür, dass dich ständig Erkältungen und grippale Infekte mit Fieber, Husten, Schnupfen und Halsschmerzen heimsuchen. Ist dein Immunsystem nur ein wenig beeinträchtigt, kann sich das auch durch eher unspezifische Krankheitszeichen bemerkbar machen: Abgeschlagenheit, Müdigkeit, Erschöpfung, Schwächegefühle, Antriebslosigkeit, Kältegefühle, Unwohlsein, Appetitlosigkeit. Für ein geschwächtes Immunsystem gibt es eine ganze Reihe von Ursachen.

**Schlafmangel** ist ein Stressfaktor für den Körper und belastet auf Dauer das Immunsystem. Außerdem brauchen wir den Schlaf, um Informationen über Krankheitskeime, die wir tagsüber gesammelt haben, in das Immungedächtnis zu überführen. Bestimmte Botenstoffe, die die Weitergabe dieser Daten an die T-Zellen vermitteln, werden erst in der Tiefschlafphase ausgeschüttet. Die langlebigen T-Zellen sind im Gegensatz zu den kurzlebigen Immunzellen das Langzeitgedächtnis der Immunabwehr und die Grundlage für die spezifische Immunabwehr.

**Stress oder psychische Belastungen** lösen im Körper einen Alarmzustand aus, bei dem auch das Immunsystem alle notwendigen Abwehrmaßnahmen zur Verfügung stellt. Wie bei jeder Gefahrenmeldung reagiert die Körperabwehr mit einer Entzündung. Normalerweise regelt sich diese Reaktion nach Entschärfung der Situation wieder herunter. Bei Daueralarm kann es jedoch zu ausgedehnten Bränden, also chronischen Entzündungen kommen. Diese richten im Körper an verschiedenen Stellen Schaden an und schwächen das Immunsystem. Außerdem ist der Cortisolspiegel dauerhaft erhöht. Dieses Stresshormon dockt an der Oberfläche bestimmter weißer Blutkörperchen an, die daraufhin weniger von einem bestimmten Botenstoff (Interleukin-Beta-1) ausschütten. In der Folge werden weniger Immunzellen gebildet, die Aktivität der Killerzellen wird gesenkt und die Bildung von Antikörpern reduziert.

**Nährstoffdefizite** beeinträchtigen die Abwehrreaktion, denn die Zellen des Immunsystems haben immer gut zu tun, und damit die Immunantworten ordnungsgemäß ablaufen können, sind verschiedene Mikronährstoffe nötig. Fehlen einzelne Vitamine, Mineralstoffe, Spurenelemente oder auch sekundäre Pflanzenstoffe, werden weniger Immunzellen gebildet. Nährstoffdefizite treten bei Untergewicht auf, bei verschiedenen Erkrankungen, aber auch bei Übergewicht und einer dauerhaft unausgewogenen Ernährung. Schließlich befindet sich ein Großteil deines Immunsystems im Mikrobiom im Darm, und das braucht gesundes Futter.

**»Schlechte« Fette** belasten das Mikrobiom und damit das Immunsystem. Gesättigte Fettsäuren aus einer fettreichen Ernährung in Form von Fast Food, Snacks und Fertigprodukten fördern aber nicht nur Entzündungsprozesse, sie haben auch zur Folge, dass das Gehirn nicht ausreichend mit seinem Hauptnährstoff Glukose versorgt wird. Das Gehirn aktiviert daraufhin Immunzellen, die dafür sorgen, dass Zucker aus Muskeln, Leber und anderen Organen abgezogen und der Steuerzentrale zugeführt wird. Das bringt die Immunantwort durcheinander und kann die Bekämpfung echter Keime behindern.

**Negative Gefühle** machen leichter krank. Stress und andere negative Einflüsse hängen zum Beispiel mit der Regulation des Stresshormons Cortisol und entzündungsfördernden Substanzen zusammen. US-amerikanischen Forschern gelang der wissenschaftliche Nachweis, dass negativ denkende Menschen ein schwächeres Immunsystem haben. Im Rahmen ihrer Untersuchung reagierten Personen mit gedrückter Stimmung schlechter auf eine Grippeimpfung und bildeten weniger Antikörper.

**Kälte** schwächt das Immunsystem. Der Körper versucht, bei kälteren Außentemperaturen das Gehirn und die Organe zu schützen, indem er an den »Außenstellen«, den Händen und Füßen, die Blutgefäße zusammenzieht. Das passiert auch an den Schleimhäuten, in der Nase oder in der Lunge. Weil sie weniger durchblutet sind, kursieren weniger Immunzellen in den natürlichen Barrieren und Schnupfenviren haben leichtes Spiel.

**Zigarettenrauch und Alkohol** beeinträchtigen ebenfalls die Körperabwehr. So sind Raucher oft anfälliger für Infekte, der Krankheitsverlauf ist häufig schwerer als bei Nichtrauchern. Das liegt daran, dass die Fresszellen des unspezifischen Abwehrsystems Erreger nicht mehr erkennen können und die Antikörperbildung der spezifischen Abwehr herabgesetzt ist. Alkohol hat eine dämpfende Wirkung auf das Immunsystem, da er die Immunzellen träge macht und insbesondere die Fresszellen hemmt.

**Untergewicht und Übergewicht** können zu einer erhöhten Infektanfälligkeit führen. Bei Untergewichtigen ist es in erster Linie der Mangel an Nährstoffen, der die Körperabwehr schwächt. Bei Übergewicht kann trotz ordentlicher Fettreserven ebenfalls ein ernährungsbedingter Mangel an wichtigen Vitaminen und Mineralstoffen vorliegen. Zudem werden vor allem im Bauchfett spezielle Botenstoffe produziert, die entzündliche Prozesse im Körper verursachen können, die das Immunsystem überfordern.

**Bewegungsmangel** schadet nicht nur dem Herz, dem Gehirn und der Psyche, sondern auch dem Immunsystem. Durch körperliche Inaktivität werden weniger Abwehrzellen produziert, Ängste und Depressionen nehmen zu, Stress kann weniger effektiv abgebaut werden. Das Risiko für Entzündungsreaktionen nimmt zu.

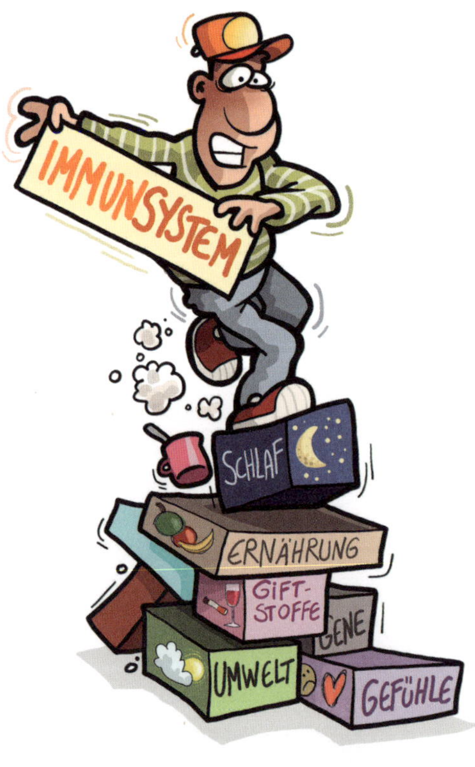

# WIE FIT IST DEIN IMMUNSYSTEM?

Teste hier, wie gut du vor Erregern geschützt bist. Natürlich ersetzt dieser Test nicht den Besuch bei der Ärztin oder dem Arzt, wenn du dich krank fühlen solltest. Aber anhand deiner Antworten kannst du sehen, ob du noch ein bisschen besser auf dich und dein Immunsystem achten kannst. Kreuze bei jeder der folgenden Aussagen an, ob sie auf dich zutrifft oder nicht.

| | |
|---|---|
| **1. Ich habe häufig mit starken Erkältungen zu tun, die sich über mehrere Tage hinziehen.** | ☐ Ja<br>☐ Nein |
| **2. Ich habe mehr als einmal pro Jahr Lippenherpes.** | ☐ Ja<br>☐ Nein |
| **3. Der Schlaf kommt bei mir öfter zu kurz. Ich schlafe generell eher schlecht.** | ☐ Ja<br>☐ Nein |
| **4. Ich esse jeden Tag frisches Gemüse und/oder Obst.** | ☐ Ja<br>☐ Nein |
| **5. Ich trinke jeden Tag 1,5 bis 2 Liter Wasser.** | ☐ Ja<br>☐ Nein |
| **6. Ich bin jeden Tag mindestens eine halbe Stunde an der frischen Luft.** | ☐ Ja<br>☐ Nein |
| **7. Ich bewege mich jeden Tag mindestens eine halbe Stunde oder mache Sport.** | ☐ Ja<br>☐ Nein |
| **8. Ich wasche mindestens dreimal täglich meine Hände.** | ☐ Ja<br>☐ Nein |
| **9. Ich rauche.** | ☐ Ja<br>☐ Nein |
| **10. Ich trinke regelmäßig Bier oder Wein (oder andere alkoholische Getränke).** | ☐ Ja<br>☐ Nein |

| | | |
|---|---|---|
| 11. | **Ich fühle mich beruflich und/oder privat stark belastet.** | ☐ Ja<br>☐ Nein |
| 12. | **Ich bin mit meinem Leben im Großen und Ganzen sehr zufrieden.** | ☐ Ja<br>☐ Nein |

### Auswertung

**Gesund ist dein Immunsystem**, wenn du bei den Aussagen folgende Kreuze gesetzt hast:
Fragen 1–3: Nein
Fragen 4–8: Ja
Fragen 9–11: Nein
Frage 12: Ja

**Du hast bei zwei oder drei Fragen etwas anderes geantwortet?** Es liegen Risikofaktoren für ein geschwächtes Immunsystem vor. Hier können schon einige kleine Änderungen in der Lebensführung helfen.

**Du hast bei mehr als drei Fragen etwas anderes geantwortet?** Es ist höchste Zeit, dass du dich besser um dich und dein Immunsystem kümmerst. Wende dich im Zweifelsfall an deine Ärztin oder deinen Arzt.

### Gezielt handeln

Die Fragen beziehen sich auf verschieden Bereiche, die für ein gesundes Immunsystem eine Rolle spielen, wie Bewegung, Stress, Giftstoffe, Ernährung oder Schlaf. Im Kapitel »Was das Immunsystem schwächt« sind sie ausführlich beschrieben.

In welchen Bereichen hast du abweichend geantwortet? Auf den folgenden Seiten findest du einige Vorschläge, wie du zum Beispiel ein Nährstoffdefizit vermeiden kannst. Lasse dich auch von den Tipps in den anderen Kapiteln in diesem Buch inspirieren.

# DOPING FÜR DEINEN INNEREN SUPERHELDEN

Unser innerer starker Superheld sorgt dafür, dass krank machende Viren und Bakterien draußen bleiben, dass wir fit sind und uns wohl fühlen. Dabei kannst du ihn jeden Tag unterstützen.

## Sorge für eine gesunde Darmflora

Für einen starken Superhelden ist eine gesunde Darmflora essenziell. Im Darm leben 80 Prozent aller Immunzellen, Darm und Körperabwehr stehen in ständigem Austausch miteinander. Deine Darmbakterien coachen dein Immunsystem rund um die Uhr, schließlich muss deine Abwehr ja ständig zwischen Freund und Feind unterscheiden. Um gesund zu bleiben, braucht dein Darm viele nutzliche Darmbewohner. Sie verdrängen krank machende Bakterien und verhindern, dass diese sich ausbreiten und den Darm überwuchern.

Einige von den »guten« Bakterien können sogar mehr: Laktobazillen und Bifidobakterien, die Milchsäure herstellen, produzieren antibakterielle Stoffe. Außerdem regen Darmbakterien die Bildung von körpereigenen Abwehrstoffen an (Zytokine und Antikörper) oder sie stellen darmschützende kurzkettige Fettsäuren (siehe Seite 62) her. Deine gesunden Darmbewohner kannst du gezielt unterstützen, indem du zum Beispiel Stress reduzierst, dich regelmäßig bewegst und gesund isst.

## Bewege dich regelmäßig

Wenn du regelmäßig körperlich aktiv bist, geht es dir nicht nur besser, auch deine Körperabwehr profitiert davon. Zum einen schiebt die Muskelaktivität viele immunschützende Prozesse an, zum anderen verringert sie die Chance für Entzündungen. Ideal: Mehrmals in der Woche eine halbe Stunde spazierengehen, walken oder joggen, im Alltag viele »Schritte sammeln« oder regelmäßig einem Ausdauersport (Schwimmen, Wassergymnastik, Yoga, Tennis, Golf…) nachgehen. Es gibt viele Möglichkeiten, sich zu motivieren, zum Beispiel eine Schrittzähler-App aufs Handy laden oder sich mit einer Freundin zusammentun, mit der du dich regelmäßig verabredest.

Wenn du überdies deine Muskeln gezielt trainierst, machst du deiner Körperabwehr ein zusätzliches Geschenk. Dafür brauchst du kein Fitnessstudio, das geht auch mit Zehn-Minuten-Workouts zu Hause auf der Matte. Wichtig ist die Regelmäßigkeit. Es nützt wenig, wenn du einmal in der Woche eine Stunde Tennis spielst oder sonntags eine längere Radtour machst. Sei lieber 20 Minuten täglich in Bewegung.

## FRISCHE LUFT UND SONNE

Der Körper braucht Vitamin D für gesunde Knochen und eine intakte Immunabwehr. Von diesem Vitamin kannst du nur wenig über die Nahrung aufnehmen, doch dein Körper kann es selbst herstellen, und zwar unter Einwirkung von Sonnenlicht: wenn du dein Gesicht und deine unbedeckten Hände, Arme und Beine der Sonne aussetzt. Der blaue und ultraviolette Teil des Sonnenlichts steigert außerdem die Aktivität der T-Lymphozyten, die bei Infektionen auf den Plan treten. Allerdings ist in unseren Breiten die Sonne nur von März bis Oktober stark genug, lass daher deinen Vitamin-D-Spiegel in der lichtarmen Jahreszeit von deiner Ärztin oder deinem Arzt überprüfen. Möglicherweise tut dir eine Nahrungsmittelergänzung gut.

### Iss ausgewogen und vitalstoffreich

Dein Immunsystem braucht eine Vielzahl an Nährstoffen, Vitaminen, Mineralstoffen und sekundären Pflanzenstoffen, das sind Substanzen, die nur in Obst und Gemüse stecken. Dabei sind es nicht einzelne, bestimmte Lebensmittel, die dich fit machen, sondern eine abwechslungsreiche Ernährung aus frischen, unbelasteten Zutaten ist angesagt. Fertigprodukte, auch hippe vegane Ersatzprodukte, fallen bei Ernährungsmedizinern nährwerttechnisch allerdings meistens durch. Zucker- und stärkereiche Lebensmittel aus Nudeln, Kartoffeln und Reis sowie Süßkram, Fruchtsäfte und Limonaden haben mit gesunder Ernährung ebenfalls nichts zu tun.

Besonders wichtig für die Produktion von neuen Abwehrzellen und Antikörpern ist hochwertiges Eiweiß aus Pflanzen, zum Beispiel aus Hülsenfrüchten, Getreide und Nüssen, oder aus tierischen Quellen, zum Beispiel aus Biogeflügel, Bioeiern oder Fisch. Außerdem gesunde Fette, wie Oliven-, Raps-, Lein- oder Nussöle, sekundäre Pflanzenstoffe sowie Vitamine und Mineralstoffe. Eine wichtige Rolle spielen dabei Vitamin C und Zink, aber auch B-Vitamine, Eisen und Selen.

Ballaststoffreiche Getreideprodukte stehen hoch im Kurs, sie enthalten unter anderem Faser- und Quellstoffe, die unentbehrlich für den Darm sind. Auch fermentierte Milchprodukte wie Joghurt, Kefir oder Buttermilch sind günstig, genauso wie fermentierte Produkte, zum Beispiel Sauerkraut oder Kombucha. Bei Verdacht auf Nährstoffmängel wende dich an deine Ärztin oder deinen Arzt und nimm nicht auf eigene Faust Nahrungsergänzungsmittel ein.

Übrigens: Je gesünder dein Körpergewicht ist und je weniger Fett sich am Bauch ansammelt, desto besser ist es für dein Immunsystem, weil du damit stillen Entzündungen keine Chance gibst.

### Gut für die Abwehr

**Vitamin C** wirkt antioxidativ und schützt das Immunsystem vor Schäden. Außerdem regt es die Fresszellen an. Gute Vitamin-C-Quellen sind Beeren, Zitrusfrüchte, Paprikaschoten und Kohlgemüse.

**Vitamin A** stärkt die natürliche Barriere von Haut und Schleimhäuten. Die Vorstufe Betacarotin wirkt außerdem antioxidativ und schützt vor freien Radikalen, die bei der Immunabwehr entstehen können. Betacarotin steckt in rotem, gelbem oder orangefarbenem Obst und Gemüse, wie beispielsweise Karotten, Tomaten und Aprikosen.

**Vitamin D** ist wichtig für die normale Funktion des Immunsystems, indem es Fresszellen der unspezifischen Abwehr und Lymphozyten des spezifischen Abwehrsystems unterstützt. Zudem hemmt es die Bildung entzündungsfördernder Proteine und ist an der Produktion antibakterieller Abwehrstoffe beteiligt. Vitamin D entsteht durch Sonneneinstrahlung in unserer Haut (siehe Seite 96) und ist in sehr geringen Mengen in fettreichen Fischen wie Hering, Makrele und Lachs sowie in Steinpilzen und in Hühnerei enthalten.

**Zink** verbessert die Reifung und die Anzahl bestimmter Immunabwehrzellen. Gute Lieferanten des Spurenelements sind Fleisch, Milch und Milchprodukte sowie Vollkornprodukte und Hülsenfrüchte.

**Eisen** benötigt das Immunsystem für aktive Fresszellen und eine ausreichende Produktion von Lymphozyten und Antikörpern. Das Spurenelement steckt gut verwertbar in Fleisch und Fleischprodukten, aber auch in Hülsenfrüchten (Bohnen, Linsen, Erbsen, Kichererbsen). Vitamin C, zum Beispiel aus Orangensaft, verbessert die Eisenaufnahme.

**Selen** ist Bestandteil einer Reihe von Enzymen, die zellschützend wirken. Das Spurenelement kommt in Hering und Thunfisch vor sowie in Erdnüssen oder Paranüssen.

Die **Omega-3-Fettsäuren** Eicosapentaensäure (EPA) und Docosahexaensäure (DHA) sind ebenfalls wichtig für gut arbeitende Abwehrkräfte. Gute Quellen sind Rapsöl, Leinöl und Nussöle.

Für **sekundäre Pflanzenstoffe** wie Polyphenole, Carotinoide (Farbstoffe) und Flavonoide (ebenfalls Farbstoffe) gibt es inzwischen zahlreiche Hinweise, dass sie unsere Gesundheit auf vielfältige Weise positiv beeinflussen. Unter anderem sollen sie entzündungshemmend und antibakteriell wirken und unser Immunsystem stärken. Frisches, unbelastetes Gemüse und Obst ist reich an diesen bioaktiven Substanzen.

## STÄRKENDE HÜHNERSUPPE

Hühnersuppe ist der Klassiker unter den Immunboostern, auch wenn die wissenschaftliche Beweislage dafür zugegebenermaßen dünn ist. Aber es gibt tatsächlich Anhaltspunkte, dass die Suppe positiv auf die Körperabwehr wirkt: Ihre Wärme verbessert die Durchblutung, wodurch die Immunzellen besser an Ort und Stelle wandern können und sich der Schleim löst. Weil die Suppe außerdem reichlich Zink aus dem Hühnerfleisch, Fett, Eiweiß und auch Ballaststoffe aus Gemüse enthält, hat auch das Mikrobiom etwas davon und Reparaturprozesse im Körper werden durch diese Nährstoffe unterstützt. Und am Ende tut so ein Teller warme Suppe einfach richtig, richtig gut, wenn man krank ist.

*Zutaten:*

1 Bio-Suppenhuhn, 1 Bund Suppengrün, 1 Zwiebel, 1 Esslöffel Bratöl, 3 Wacholderbeeren, 2 Lorbeerblätter, 2 Karotten, 2 Petersilienwurzeln, ½ Stange Lauch, 1 Bund Petersilie

*Zubereitung:*

**1.** Suppenhuhn waschen, überschüssiges Fett entfernen und Bürzel abschneiden. Suppengrün waschen und grob zerkleinern. Zwiebel ungeschält halbieren.

**2.** Bratöl in einem großen Topf erhitzen, Suppengrün und Zwiebelhälften darin anbraten, bis es intensiv duftet. 2 Liter kaltes Wasser angießen, Wacholderbeeren, Lorbeerblätter und Suppenhuhn in den Topf geben. Alles zum Kochen bringen und zugedeckt circa 1 Stunde bei geringer Hitze köcheln lassen.

**3.** In der Zwischenzeit Karotten und Petersilienwurzeln schälen und klein schneiden. Lauch waschen und in dünne Ringe schneiden. Petersilie waschen, trocken schütteln und fein hacken.

**4.** Huhn aus dem Topf nehmen, zur Seite stellen und abkühlen lassen. Hühnersuppe durch ein Sieb gießen und wieder auf den Herd stellen, das Fett abschöpfen und entsorgen.

**5.** Karotten, Petersilienwurzel und Lauch in die Suppe geben und in circa 10 Minuten bissfest garen. Das Fleisch abzupfen und ohne Haut in die Suppe geben. Mit Petersilie bestreut servieren.

### Trinke ausreichend

Bis zu 2 Liter Flüssigkeit solltest du deinem Körper über den Tag verteilt zuführen. Als guter Richtwert gelten 35 Milliliter pro Kilogramm Körpergewicht, und zwar Flüssigkeit aus Getränken und aus der Nahrung. Kinder und Babys brauchen noch mehr. Vor allem in der kalten Jahreszeit ist eine ausreichende Flüssigkeitszufuhr wichtig, damit die Schleimhäute trotz der trockenen Heizungsluft feucht bleiben. Auch bei anstrengender körperlicher Arbeit, Sport, Fieber, Erbrechen oder Durchfall musst du mehr trinken als gewöhnlich.

Leitungswasser, Mineralwasser und ungesüßte Kräutertees sind zur Flüssigkeitsversorgung am besten, du kannst aber auch mal eine Gemüse- oder Obstschorle trinken, am besten im Verhältnis 1:3 bis 1:4 mit Wasser mischen. Kaffee, schwarzer und grüner Tee gehen auch, mehr als drei bis vier Tassen pro Tag sollten es aber nicht sein. Alkohol zählt nicht mit, es ist ein Zellgift und sollte nur in kleinen Mengen als Genussmittel getrunken werden. Außerdem erhöht jedes alkoholische Getränk deinen Flüssigkeitsbedarf. Wichtig: Auch in Getränken stecken oft jede Menge Zucker und natürlich auch Kalorien. Nicht nur in Limo und Cola, sondern auch in vermeintlich gesunden Fruchtsäften und Schorlen. Also: Hier gerne mal auf die Nährwertangaben schauen, wenn du wissen möchtest, was drin steckt.

## GRÜNER TEE

In dem bitter schmeckenden Tee stecken antioxidative Stoffe, die vor Entzündungen schützen. Studien konzentrieren sich dabei auf einen sekundären Pflanzenstoff namens Epigallocatechingallat (EGCG), der macht ein Drittel der Trockenmasse des Teekrauts aus. Auch Vitamin C und Zink zählen zu den Immunschutzstoffen im Tee, sind darin allerdings in geringeren Mengen vorhanden. Theophyllin wirkt wie Koffein und macht hellwach.

Bis zu fünf Tassen des flüssigen Fitmachers sind pro Tag empfehlenswert. Den Tee mit höchstens 80 °C heißem Wasser aufgießen, so bleiben die wertvollen Inhaltsstoffe erhalten.

### Härte dich ab

Ob kalte Güsse, Wechselduschen, Wassertreten oder Sauna – der Wechsel zwischen Kälte und Wärme stärkt die Abwehrkräfte. Wer zum Beispiel regelmäßig in die Sauna geht, trainiert seine Körperabwehr durch die Temperaturreize, weil sich die Anzahl der Immunzellen steigert. Auch das Fassungsvermögen der Lunge verbessert sich und du kannst tiefer und besser durchatmen. Während du heiße Luft einatmest, werden auch deine Schleimhäute besser durchblutet. Wechselduschen und andere kneippsche Wasseranwendungen sind ebenfalls hilfreich, weil sie den Stoffwechsel anregen, den Kreislauf stabilisieren und die Arbeit des Abwehrsystems fördern.

### Weniger Stress

Ständig zu viel Arbeit, familiäre Probleme, traumatische Erfahrungen und andere über längere Zeit andauernde psychische Belastungen machen krank. Es dauert auch länger, bis du dich von Infekten erholst. Wenn du gestresst bist, heilen Wunden nicht so gut, sind Impfungen weniger wirkungsvoll und es bilden sich Herpesbläschen. Körper und psychisches Befinden sind untrennbar miteinander verbunden. Deshalb kann sich deine seelische Verfassung auch unmittelbar auf dein Abwehrsystem auswirken.

## STÄRKENDES WECHSELFUSSBAD

Ein Wechselfußbad kannst du jeden Tag anwenden, idealerweise vor Beginn der Erkältungszeit. Es entspannt und stärkt die Abwehrkräfte. Wichtig: Immer mit warmen Füßen starten.

Dazu brauchst du zwei Eimer, in denen deine Füße bequem Platz finden. Einen Eimer füllst du mit warmem Wasser (38 °C), den anderen mit kaltem (20 °C). Das Wasser sollte jeweils bis zur Mitte deiner Waden reichen.

Bade die Füße zuerst fünf Minuten lang im warmen Wasser. Dann stellst du sie für zehn Sekunden in das kalte Wasser. Wiederhole das einmal und beende die Anwendung im kalten Wasser. Das Wasser nur abstreifen und mit Fuß- und Zehengymnastik die Füße bewegen, bis sie trocken sind. Warme Socken anziehen und fertig.

Forschende gehen davon aus, dass unter Dauerstress zum einen weniger Substanzen des Immunsystems produziert werden und zum anderen die Killerzellen weniger aktiv sind. Somit fehlt deinem inneren Superhelden die notwendige Power, um sich ausreichend zu wehren. Aus diesem Grund ist es so wichtig, Stress abzubauen und sich zu entspannen. Um die Stresshormone wieder auf ein normales Maß zu senken, kannst du einiges selbst tun: Bewege dich regelmäßig an der frischen Luft, lege ab und zu mal eine Pause ein und kümmere dich nicht immer nur um alle anderen, sondern auch um dich und deine Bedürfnisse. Vielleicht hast du auch Lust, mal eine Entspannungsübung auszuprobieren – oder du schnappst dir einfach ein gutes Buch und machst es dir auf der Couch gemütlich. Alles, was dir guttut, ist super. Dazu gehören übrigens auch soziale Beziehungen. Umgib dich mit Menschen, die dir Energie spenden, mit denen du lachen und Spaß haben kannst. Das füllt deine Immun-Akkus nämlich ebenfalls auf – und macht außerdem richtig gute Laune.

## DANKBARKEIT ÜBEN

Das Gute im eigenen Leben zu erkennen hilft, Stress abzubauen und mit seinem Leben zufriedener zu sein. In der positiven Psychologie gibt es eine sehr effektive Übung, um Dankbarkeit gezielt einzusetzen: das Dankbarkeitstagebuch.

Nimm dir jeden Abend einen kleinen Moment Zeit und schreibe auf, für welche Erlebnisse und Begegnungen du besonders dankbar bist. Dabei zählen auch die kleinen Dinge: die Frau, die dich in der Supermarktschlange vorgelassen hat, der Anruf einer guten Freundin oder das kleine Kind, das dich angelacht hat. Überlege dir auch, wie du anderen Menschen mehr Dankbarkeit zeigen kannst. Dankbarkeit wirkt sich auf alle Beziehungen – zu anderen Menschen und zu dir selbst – positiv aus.

### Schlaf gut!

Ein erholsamer Schlaf ist das A und O für ein gut funktionierendes Immunsystem. Das merkst du schon daran, dass dein Schlafbedürfnis steigt, wenn dich eine Erkältung erwischt hat. Dass Schlaf das Immunsystem stärkt, ist heute eindeutig bewiesen. Wie du für einen guten, gesunden Schlaf sorgen kannst, erfährst du auf den nächsten Seiten.

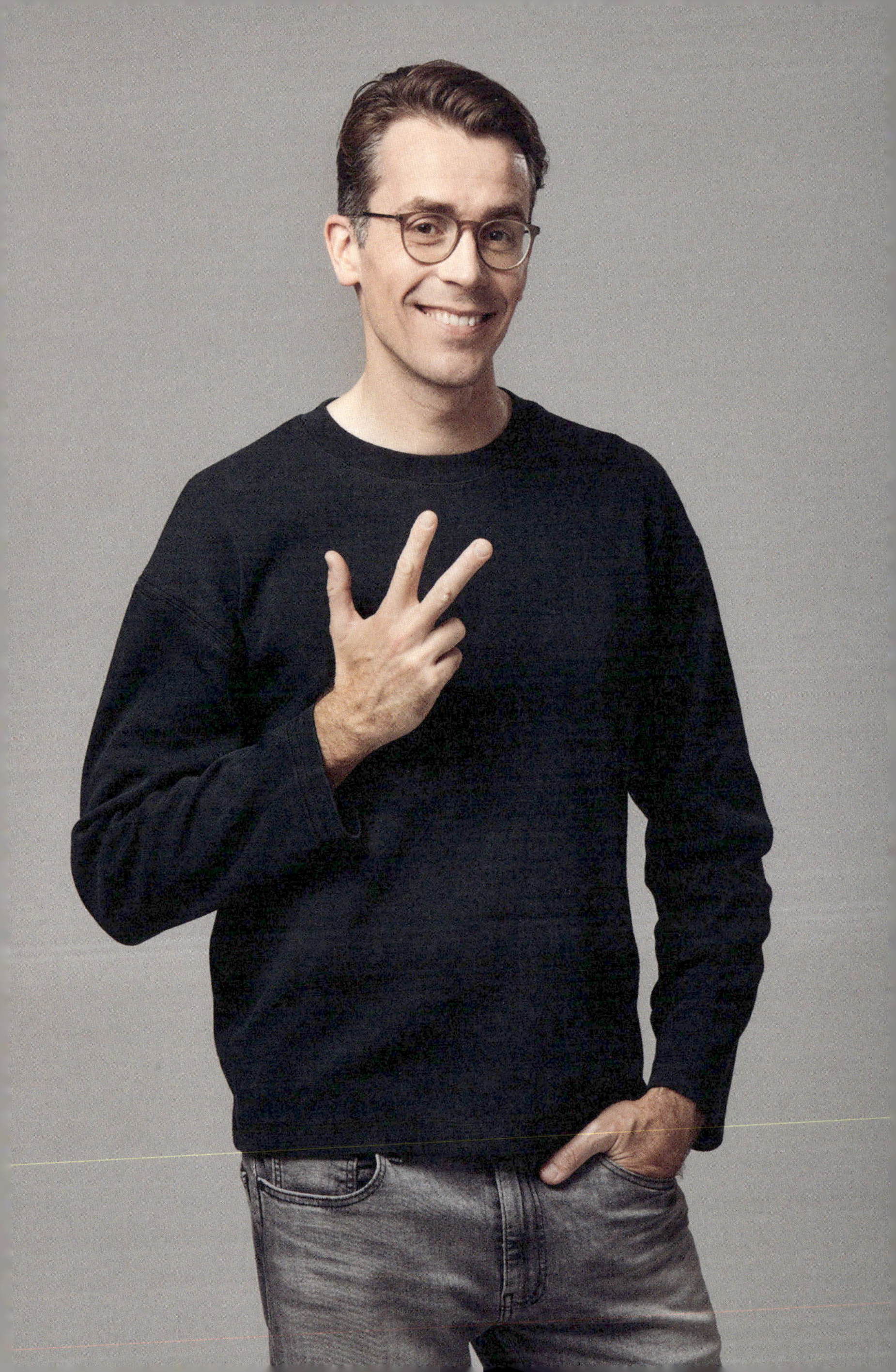

# SCHLAF

Manchmal sitze ich morgens hundemüde vor meinem Kaffee und denke mir: Sind wir eigentlich wirklich solche Schnarchnasen? Wir verbringen ein Drittel unserer Lebenszeit im Bett und liegen einfach nur rum, das Gehirn auf Stand-by. Und alle paar Stunden drehen wir uns einmal kurz um, wie ein Würstchen auf dem Grill. Erinnern können wir uns nach dem Aufwachen aber an wenig bis nichts. Da fragt man sich doch zu Recht: Warum hat sich die Evolution das ausgedacht? Irgendeinen Sinn muss diese Phase des stundenlangen Nichtstuns doch haben. Denn: Sonst hätte unser Körper den Schlaf doch mit Sicherheit schon längst abgeschafft, wegen des Mangels an Produktivität.

Die Forschung hat sich diese Fragen natürlich auch gestellt. Und tatsächlich weiß man bis heute immer noch nicht alles über die Bedeutung des Schlafs. Was aber als gesichert gilt, ist, dass gesunder Schlaf wichtig ist. Denn im Schlaf erholt sich der Körper und unsere Zell-Akkus werden aufgeladen, damit wir morgens wieder konzentriert unseren Alltag wuppen können. Während wir uns erholen, legen einige Körperfunktionen aber auch eine Nachtschicht ein: Zahlreiche Hormone und Botenstoffe werden nämlich erst im Schutz der Nacht hergestellt und sorgen zum Beispiel dafür, dass wir stundenlang keinen Hunger verspüren. Im Gehirn ist ebenfalls noch was los, selbst wenn wir nichts davon mitbekommen. Dort wird nachts Gedankenmüll getrennt und wir verarbeiten den Tag im Traum. Aber auch Lernprozesse verfestigen sich nachts. Viele Gründe, um regelmäßig und ausreichend zu schlafen, oder? Wer dagegen zu wenig schläft, kann sich auf Dauer nicht gut konzentrieren, macht Fehler und lebt zudem auch noch gefährlich. So konnten in Deutschland 2019 allein 2037 Autounfälle mit Personenschaden auf Übermüdung zurückgeführt werden. Unser Wohlergehen, unsere Gesundheit und unsere Sicherheit hängen also von dem magischen Drittel ab, das wir im Schlaf verbringen.

# HALLO! WACH?

Ein Drittel deiner Lebenszeit geht also hops, während du an der Matratze horchst. Ein Unding, zumindest für Fleißbesessene, für die der Tag erst dann Sinn ergibt, wenn sie mindestens 18 Stunden lang geschuftet haben. Und die Wochenenden gleich mit. Für sie und ihre Nachwelt wurde folgende Spruchweisheit gezimmert: »Kein größerer Dieb als der Schlaf: Er raubt das halbe Leben.« Die Frage danach, was der Zeiträuber Schlaf eigentlich in unserem Menschenleben bedeutet, wird seit Jahrhunderten immer wieder gestellt. Gültige Antworten gibt es aber nach wie vor nicht, denn Schlafforschende versuchen immer noch, die letzten Geheimnisse rund um die Nachtruhe zu ergründen.

## Nichts los?

Den Menschen treibt das Wunder Schlaf jedenfalls schon lange um. Der griechische Dichter Homer beschrieb das Phänomen, in das wir in schöner Regelmäßigkeit (oder bei Schlafstörungen eben nicht) abtauchen, vor knapp 3000 Jahren als »den kleinen Bruder des Todes«. Ganz schön makaber, oder? Aber es passt irgendwie. Denn dass Schlafentzug wehtut und mürbe macht, das wussten schon die alten Römer, die die »Tormentum Vigiliae« (Marter des Wachseins) als Foltermethode einsetzten. Im Mittelalter wurde die Prozedur dann noch einmal verfeinert: Mit der »Tortura Insomniae« (Schlafentzugsmarter) ließ sich das eine oder andere Geständnis erzwingen, aber auch der eine oder andere Dämon austreiben. Praktisch. Mit so einem Dämon würde ich auch nicht gerne das Bett teilen …

Deutlich wissenschaftlicher setzte sich das italienische Renaissance-Allroundgenie Leonardo da Vinci mit dem Phänomen Schlaf auseinander. Dem hochbegabten Workaholic waren 24 Stunden am Tag nämlich viel zu wenig für seine überschäumende Kreativität. Im Selbstversuch reduzierte er deshalb sein Schlafpensum auf zwei bis drei Stunden pro Tag und verteilte diese auf mehrere Etappen. Er hat also ab und zu einen Power-Nap eingeschoben – ein kleines Nickerchen – und danach weitergeschuftet. Trotzdem kam auch der Schöpfer der Mona Lisa dem Geheimnis des Schlafes nicht auf die Spur: »Der Mensch wünscht es sich herbei, und wenn er es endlich hat, lernt er es nicht kennen.«

Doch was ist der Schlaf nun? Der deutsche Philosoph Arthur Schopenhauer brachte es einigermaßen auf den Punkt, als er notierte: »Der Schlaf ist für den ganzen Menschen wie das Aufziehen einer Uhr.« Der Schlaf sorgt also dafür, dass wir uns erholen und wieder wach sein können. Auch wenn nicht alle seine Funktionen erschöpfend geklärt sind: Wir müssen schlafen, um zu (über)leben. Wir müssen schlafen, um wach sein zu können.

### INTERNATIONALER WELTSCHLAFTAG

Der Schlaf hat es geschafft, es gibt sogar einen Tag, der nach ihm benannt ist. Darum hat sich die World Association of Sleep Medicine (WASM) gekümmert. Jeden letzten Freitag vor Frühlingsanfang ist es so weit. Dann sollen wir – so das Anliegen der Initiatoren – über die Vorteile eines guten und gesunden Schlafs nachdenken. Gesamtgesellschaftlich ist das nicht unwichtig. Schlafstörungen gelten mittlerweile als Volkskrankheit. Das deutsche Pendant ist übrigens der »Tag des Schlafes« am 21. Juni jeden Jahres.

## Warum müssen wir schlafen?

Ruhe- und Aktivitätsphasen findet man bei allen Lebewesen, selbst bei den kleinsten und scheinbar unbedeutendsten. Das reicht bis hin zu unseren »Bausteinen«, den Körperzellen. Sie »schlafen« und »wachen«, weil bestimmte Gene zu bestimmten Zeiten ihre Schalter aus- oder anknipsen – so, wie du es abends im Schlafzimmer mit dem Lichtschalter machst. Aber auch Kleinstlebewesen wie Amöben ruhen sich aus, wenn es ihnen ihre innere Uhr befiehlt. Bienen verfallen sogar in eine Art Bewusstlosigkeit dabei, Mäuse schlafen ebenfalls komplett bewegungslos, damit sie Energie sparen können. Höher organisierte Säugetiere wie Delfine schalten dazu eine Hirnhälfte aus. Spannend, oder?

Bei uns läuft es anders. Das menschliche Schlaf- und Wachverhalten folgt einem ganz bestimmten Rhythmus, dem unser gesamtes Leben unterworfen ist. Wir können zwar davon überzeugt sein, dass wir selbst entscheiden, wann wir ins Bett gehen und wann wir dank des gestellten Weckers morgens wach werden. Aber in Wirklichkeit passt sich unser Schlaf- und Wachmodus an den Wechsel von Tag und Nacht an, an den Wechsel von Licht und Dunkelheit. Bei Babys funktioniert das allerdings noch nicht. Es braucht ungefähr ein Jahr, bis dieser Wechsel so richtig ins Lot kommt.

## Uhr im Kopf

Dabei geschieht dieser Abgleich nicht passiv, sondern wird von einem ganz bestimmten Hirnareal aktiv gesteuert. Diese innere Uhr in unserem Kopf gibt den Takt vor, der sich über 24 Stunden erstreckt und in der Fachsprache zirkadianer Rhythmus heißt. Er steuert neben dem Schlaf alle Tag-Nacht-Prozesse in deinem Körper, also zum Beispiel deinen Herzschlag, deine Körpertemperatur oder deinen Blutdruck, genauso wie deine Leistungsfähigkeit. Nicht zu vergessen die Produktion und Ausschüttung von Hormonen. Das Schlafhormon Melatonin oder das Stress- und Aktivitätshormon Cortisol beispielsweise zeigen tagestypische Schwankungen. Wird dieser Rhythmus allerdings gestört, wie es bei Schichtarbeitenden der Fall ist, dann kommt es nicht nur zu heftigen Schlafstörungen, sondern auf Dauer auch zu Herz-Kreislauf-Problemen, Tagesmüdigkeit, Übergewicht, Depressionen oder auch zu Tumorerkrankungen. Wir müssen unseren Schlaf also pflegen, damit wir gesund bleiben.

## Volkskrankheit Schlafstörungen

Im Prinzip ist es ganz einfach: müde werden, sich hinlegen, tief und fest schlafen, nach etwa sieben bis acht Stunden wach werden und sich fit wie ein Turnschuh fühlen… Schätzungsweise 20 Prozent der deutschen Arbeitnehmenden haben das Glück, dass sie gut, fest und normal schlafen. Die anderen 80 Prozent tun das Gegenteil und berichten von Schlafproblemen. Laut DAK-Gesundheitsreport kämpfen 9,4 Prozent sogar mit schweren Schlafstörungen. Sie haben Probleme einzuschlafen, wachen mitten in der Nacht mehrmals auf und fühlen sich morgens wie gerädert. Und davon sind nicht nur Schichtarbeitende, Pflegepersonal, Eltern und Workaholics betroffen. Auch ganz normale Menschen mit ganz normalen Jobs schlafen schlecht. Schuld daran sind laut dem Gesundheitsbericht der Krankenkasse vor allem Stress, Termindruck, Überstunden, Nachtschichten und die ewige Rund-um-die-Uhr-Erreichbarkeit, die uns alle plagt. Ohne Smartphone sind wir heute ja alle nahezu verloren. Und Hauptsache, der Akku ist voll. Aber was die eigenen Batterien derweil machen – egal, passt schon…

Schwierig ist, dass nur die wenigsten Mitglieder dieses Heers der Schlaflosen wegen ihrer Schlafprobleme ihre Hausärztin oder ihren Arzt aufsuchen. Mehr als 70 Prozent der Betroffenen versuchen, das Problem irgendwie selbst in den Griff zu bekommen, zum Beispiel mit rezeptfreien Schlafmitteln oder schlauen Tricks aus dem Internet. Oder sie sitzen es aus. Denn Schlaf, der alte Räuber, hat in unserer Leistungsgesellschaft eben keinen guten Ruf. Ganz im Gegenteil: Es gilt sogar als cool, nur wenig Schlaf zu brauchen. Tesla-Erfinder und Weltraumflieger Elon Musk braucht angeblich nur sechs Stunden pro Nacht, Marissa Mayer schlief zu Yahoo-Zeiten nur vier Stunden.

Blöd nur, dass schlechter Schlaf die Aufmerksamkeitsspanne verringert, die Gedächtnisleistung vermindert und die Reaktionszeit herabsetzt. Die kognitive Leistung nimmt ab, wir können nicht mehr klar denken und sicher entscheiden, die Stimmung sackt ab, auf Dauer erhöht sich das Risiko für Angststörungen und Depressionen. Diese Erkenntnis ist im Übrigen nicht neu: Schon 1996 kamen die Forschenden June Pilcher und Allen Huffcutt im Rahmen einer Metastudie zu dem Ergebnis, dass Schlafmangel die Funktionsfähigkeit von Körper und Geist enorm beeinträchtigt. Internet-Großhändler Jeff Bezos besteht deshalb wohl auf acht Stunden Schlaf pro Nacht, ebenso Bill Gates, der angeblich sieben Stunden Nachtruhe braucht, um kreativ zu sein.

## DER FÜNF-UHR-CLUB

Workaholics halten lange Nächte für komplett überschätzt. Viele pflegen deshalb ein sogenanntes polyphasisches Schlafmuster. Das heißt, sie nicken mehrmals pro Tag kurz ein. Dafür stehen sie dann morgens um fünf schon auf der Matte, um Wichtiges wegzuschaffen, bevor der eigentliche Tag beginnt …

### Vorteil Schlaf

Schlaf ist also viel mehr, als mit geschlossenen Augen herumzuliegen und nichts zu tun. In den letzten 50 Jahren hat die Schlaf- und Hirnforschung Erstaunliches über unsere Nachtruhe und ihren Nutzen herausgefunden. Wir wissen, dass Schlafmangel oder gestörter Schlaf unsere Lebensqualität beeinträchtigt. Umgekehrt hat ein erholsamer Schlaf jede Menge Benefits im Gepäck.

**Du lebst gesünder:** Schlaf unterstützt die Arbeit von bestimmten Abwehrzellen, den sogenannten T-Zellen. Diese haben die Eigenschaft, sich an geschädigte Körperzellen zu heften und sie zu zerstören (siehe Seite 68). Akuter Schlafmangel hemmt diesen Prozess, weil hierbei bestimmte Botenstoffe ausgeschüttet werden. Schon drei Stunden Schlafmangel können das Immunsystem beeinträchtigen. Das ergänzt die Ergebnisse einer früheren US-Studie aus dem Jahr 2009. Demnach erhöht Schlafmangel das Erkältungsrisiko. Die Forschenden hatten den Teilnehmerinnen und Teilnehmern Erkältungsviren verabreicht. Wer danach weniger als sieben Stunden schlief, war danach dreimal wahrscheinlicher erkältet als die Personen der Gruppe mit mindestens acht Stunden Schlaf.

**Du bleibst schlank:** Zu wenig Schlaf fördert Übergewicht, das metabolische Syndrom (also bauchbetontes Übergewicht, Bluthochdruck, erhöhter Blutzucker, erhöhte Blutfette) und fördert die Entwicklung eines Typ-2-Diabetes. Komisch eigentlich, denn man könnte ja meinen, dass wir mehr Kalorien verbrauchen, wenn wir wach sind. Das ist aber offenbar nicht der Fall. Epidemiologische Studien haben gezeigt, dass Menschen mit chronischem Schlafmangel und Schichtarbeitende ein erhöhtes Risiko haben, fettleibig zu werden. Eine vermehrte Fettspeicherung ist schon nach einer schlaflosen Nacht zu beobachten. Wer abnehmen will, sollte also unbedingt genug schlafen.

**Du schützt dein Gehirn:** Obwohl es sich beim Schlafen so anfühlt, als hätte man »abgeschaltet«, ruht sich das Gehirn nachts nicht aus (mehr dazu ab Seite 113). Im Gegenteil: Während des Tages sammeln sich im Hirn schädliche Stoffwechselprodukte und spezielle Eiweiße an. Legen wir uns nachts schlafen, geht das Gehirn in den Wartungsmodus und versucht jetzt, die molekularen Abbauprodukte loszuwerden. Das Lymphsystem unterstützt die Müllabfuhr unseres Denkorgans. Erst der Schlaf ermöglicht dieses gründliche Aufräumen und sorgt dafür, dass sich schädliche Stoffe nicht anhäufen und das Gehirn schädigen.

**Du schützt Herz und Kreislauf:** Schlafmangel kann das Risiko für Herzerkrankungen signifikant erhöhen. Auch die Regelmäßigkeit und Kontinuität unseres Schlafs wirken sich deutlich auf Herz, Kreislauf und Stoffwechsel aus. Erwachsene mit gesunden Schlafgewohnheiten – also sieben bis acht Stunden Schlaf ohne Schnarchen und sonstige Probleme – haben ein um 42 Prozent niedrigeres Risiko für ein Herzversagen als Erwachsene mit ungesunden Gewohnheiten oder gestörtem Schlaf.

**Du wirst schlauer:** Im Schlaf festigt sich alles, was du tagsüber neu gelernt hast. Dazu werden alle Erfahrungen erst mal im Zwischenspeicher, im Hippocampus, abgelegt. Er sorgt für die Übertragung aller Lernerfahrungen in das Langzeitgedächtnis, so werden sie zu Erinnerungen. Dieser Prozess findet im Tiefschlaf statt (siehe Seite 119). Auch für das Erlernen motorischer Fähigkeiten, wie beispielsweise Klavierspielen oder Judo, ist nicht nur Übung, sondern auch genügend Nachtschlaf notwendig. Bewegungsabläufe wie diese holt das Gehirn während der REM-Schlafphase hervor und legt sie im prozeduralen Gedächtnis im Kleinhirn ab. Die einfachste Methode, den Tiefschlaf zu erhöhen, sind übrigens regelmäßige Schlafzeiten. Schulkinder zeigten in Untersuchungen bessere Denkleistungen, wenn sie einen erholsamen Schlaf hatten – und wenn die Schlafdauer möglichst konstant war.

**Du bist besser gegen Stress geschützt:** Schlaf ist wichtig für die Emotions- und Stressverarbeitung und damit auch für deine psychische Gesundheit. Zwar können Stressbelastungen deinen Schlaf stören, die Nachtruhe selbst besitzt aber eine stressabpuffernde Wirkung. In Studien konnte gezeigt werden, dass ein guter Schlaf davor schützt, dass Stress am Folgetag zu negativen Handlungen oder Fehlentscheidungen führt. Die Impulskontrolle verbessert sich hingegen und du bleibst gedanklich flexibler.

# LOCH IM KOPF – EINE KURZE GESCHICHTE DER SCHLAFFORSCHUNG

Lange Zeit herrschte die allgemeine Annahme, dass sich der Körper nachts abschaltet und in eine Art Ruhezustand übergeht. Heute würden wir das wohl als Stand-by-Modus bezeichnen. Auf jeden Fall dachte man früher, dass der Schlaf eine eher langweilige Angelegenheit ist oder zumindest eine, die es sich offenbar nicht sonderlich lohnt zu erforschen. Dass in unserem Körper nachts hochkomplexe physiologische Prozesse stattfinden, konnte sich bis vor rund 100 Jahren kaum jemand vorstellen.

Inzwischen verfügen Mediziner jedoch dank einer Handvoll engagierter Wissenschaftspioniere, die sogar bereit waren, sich Löcher in den Kopf bohren zu lassen, über weit mehr Fachwissen, um Ursachen für Schlafstörungen zu erkennen und auch passgenaue Behandlungen zu empfehlen. So stehen der Schlafforschung heute verschiedene Möglichkeiten zur Verfügung, um das Schlafverhalten zu beobachten und zu beschreiben. Es gibt Schlaflabore und eine Klassifizierung von insgesamt 80 Schlaf-Wach-Störungen.

**1818:** Die Cheyne-Stokes-Atmung wird zum ersten Mal beschrieben. Es handelt sich dabei um einen periodischen Atemstillstand, weshalb sie auch als periodische oder zyklische Atmung bezeichnet wird. Darunter versteht man eine Form der Atmung, bei der sich die Atemtiefe und der Abstand der Atemzüge immer mal wieder verändern und die Atmung kurzfristig sogar zum Stillstand kommen kann. Benannt ist sie nach John Cheyne (1777–1836) und William Stokes (1804–1878).

**1862:** Der Mediziner Ernst Kohlschütter erkennt mit seiner Weckreizmethode, dass Schlaf kein gleichmäßiger Prozess ist. Er zeigt auch, dass das

Gehirn beim Schlafen nicht abgeschaltet ist, da Schlafende durch Geräusche geweckt werden können. Seine Schlaftiefenkurve zeigt außerdem eine variierende Schlaftiefe über die gesamte Schlafdauer auf. Dabei wird der Moment des tiefsten Schlafes kurz nach dem Einschlafen erreicht. Kohlschütter begründet damit die heutige Schlafforschung.

**1890:** Im Zuge der Industrialisierung etablieren sich feste Arbeitszeiten. Der Wecker zieht mit seinem Aufwachsignal in die Wohnungen der Arbeitenden ein.

**1918:** Der kanadische Mediziner Sir William Osler benennt das Pickwick-Syndrom, eine der Apnoe ähnelnde Schlafstörung, die vor allem bei fettleibigen Personen auftritt.

**1924:** Hans Berger zeichnet zum ersten Mal Gehirnströme mithilfe der Elektroenzephalografie (EEG) auf, ein Meilenstein für die Erforschung des Schlafs. Die Elektroden mussten damals allerdings noch sehr nah an der Hirnrinde angebracht werden.

**1930er-Jahre:** Der amerikanische Neurologe Charles Loomis definiert die Einteilung des Schlafs in Stadien.

**1930:** Mediziner unterteilen den Schlaf in Phasen und betrachten ihn nicht mehr als Gesamtzustand.

**1933:** Der Ingenieur J. F. Tönnies lässt sich von seinem Kollegen und Physiologen Alois Kornmüller (1905–1968) in einem Selbstversuch ein Loch in den Kopf bohren, um seine Gehirnströme zu messen und verbesserte Messmethoden zu entwickeln. In der Regel wurden für die Experimente allerdings Hunde, Katzen und Patienten und Patientinnen der Psychiatrie eingesetzt.

**1938:** Nathaniel Kleitman (1895–1999) von der Universität Chicago verbringt mit seinem Mitarbeiter Bruce Richardson einen Monat in der Mammut-Höhle in Kentucky. Die Kammer, in der sie leben, ist völlig von Tageslicht, Geräuschen und Wettereinflüssen abgeschottet, die Temperatur beträgt das ganze Jahr über 12 °C. Hier möchte Kleitman mehr über die innere Uhr herausfinden. Dazu teilen die beiden Forscher jeden Tag in zehn Stunden Arbeit, neun Stunden Freizeit und neun Stunden Schlaf ein. Das entspricht einem 28-Stunden-Rhythmus. Anhand der Messung der Körpertemperatur, die im Schlaf absinkt, wollen sie herausfinden, ob sich der Körper auf einen anderen Rhythmus umstellt. Während dies bei Richardson geschieht, wird Kleitman nach wie vor abends müde und fühlt sich etwa acht Stunden später wach, auch wenn er vorher gar nicht geschlafen hat.

**1953:** Eugene Aserinsky (1921–1998), Doktorand bei Nathaniel Kleitman, entdeckt die Schlafphase, in der wir träumen und starke Augenbewegungen (»rapid eye movements«) auftreten: die REM-Phase.

**1962:** Der französische Neurobiologie Michel Jouvet identifiziert die Gehirnregion, die die Schlafphasen steuert und die Träume anstößt. Die Schlafforschung beginnt sich als ernstzunehmende Wissenschaft zu etablieren.

**1965:** Der französische Neurologe Henri Gastaut beschreibt die Schlafstörung Apnoe, deren Folgen Atemaussetzer, Schnarchen und Tagesmüdigkeit sind.

**1968:** Das erste Schlaflabor weltweit wird von William C. Dement an der Universität Stanford in den USA gegründet.

**1976:** In Schwalmstadt-Treysa in Nordhessen entsteht in der Neurologischen Klinik des Hessischen Diakoniezentrums Hephata das erste deutsche Schlaflabor.

**1980:** Das US-Militär entwickelt eine Art Smartwatch, eine Armbanduhr, die den Müdigkeitszustand von Soldaten überwacht.

**1981:** Der Australier Colin E. Sullivan entwickelt die Idee, mithilfe eines Atemgeräts Schlafapnoe-Patienten zu besserem Schlaf zu verhelfen. Heute gehören die CPAP (Continuous Positive Airways Pressure) zur Standardtherapie.

**1987:** Der Arbeitskreis Schlafmedizin wird gegründet, ein Vorläufer der Deutschen Gesellschaft für Schlafforscher und Schlafmedizin (DGSM).

**2017:** Drei US-amerikanische Forscher, Jeffrey C. Hall, Michael Rosbash und Michael W. Young, erhalten den Nobelpreis für Physiologie oder Medizin für die Erforschung der inneren Uhr auf molekularer Ebene. »Daraus haben wir gelernt, dass Schlaf nicht veränderbar ist. Wir haben ein Gen, das uns sagt, du musst soundso viel schlafen, wenn du nicht krank werden willst«, erklärt dazu der Neurologe Prof. Michael Young.

**2018:** Schweizer Forschende finden heraus, dass Nervenzellen im Thalamus, dem größten Teil des Zwischenhirns, das Einschlafen wie auch das Aufwachen steuern. Der Thalamus ist mit fast allen anderen Gehirnarealen vernetzt und unterstützt Aufmerksamkeit, Sinneswahrnehmung, Kognition und Bewusstsein. Die Nervenzellen in dieser Schaltzentrale sind für die Erholung im Schlaf nach einer längeren Wachphase von fundamentaler Bedeutung.

# NACHTSCHICHT

Um tagsüber wach und fit zu sein, ist es wichtig, dass wir die verschiedenen Phasen, in die die Forschung den Schlaf aufteilt, in ausreichender Menge durchleben. Nur so können wir uns in der Tiefschlafphase körperlich und in der REM-Phase geistig gut erholen. Übrigens: Je länger du wach bist, desto tiefer ist dein Schlaf.

Unser Schlaf ist extrem durchgetaktet, das lässt sich anhand von drei Stromkurven gut belegen: Mit dem Elektrookulogramm (EOG) kann man die Augenbewegungen im Schlaf messen. Mit dem Elektroenzephalogramm (EEG) und dem Elektromyogramm (EMG) kann man Menschen im Schlaflabor überwachen und während ihres Schlafs verschiedene biologische Signale des Körpers messen, also Atmung, Hirnströme, Herzschlag, Muskeln, Augen- und Beinbewegungen, den Sauerstoffgehalt des Blutes oder auch Erektionen. Am aufschlussreichsten ist das Kurvenbild der Hirnstromwellen (EEG). Damit messen Schlafforschende die elektrischen Ströme im Gehirn, die entstehen, sobald Nervenzellen miteinander kommunizieren. Mit der Erfindung des EEG konnte gezeigt werden, dass Schlaf eine besondere Aktivität des Gehirns ist. Außerdem kann man anhand der drei Stromkurven zeigen, dass der Schlaf verschiedene Stadien durchläuft und dass kein Mensch eine ganz Nacht tief und fest schläft. Heute geht man von fünf Schlafphasen aus. Sie kommen in verschiedenen Ausprägungen vor, bei gesunden Schlafenden ebenso wie bei Schlafgestörten.

## FÜNF SCHLAFPHASEN

Die fünf Schlafphasen – auch Schlafstadien genannt – laufen nacheinander ab. Während der ersten 45 Minuten des Schlafs beruhigt sich die elektrische Aktivität des Gehirns, danach verläuft die Schlafkurve rückwärts.

◇ Die Phasen 1 und 2 sind Einschlaf- oder Leichtschlafphasen.
◇ In den Phasen 3 und 4 finden die zwei Tiefschlafstadien statt.
◇ Phase 5 ist das Traumschlafstadium, auch REM-Phase genannt.

### Phase 1: Entspannter Wachzustand und Einschlafen

Sobald du deine Augen schließt, ist der sogenannte Alpha-Rhythmus messbar. Er besteht aus regelmäßigen Wellen, die zwischen acht- und zwölfmal pro Sekunde auftreten. Im Alpha-Zustand fühlst du dich so richtig gemütlich, nur klar denken kannst du nicht mehr. Deine Augen bewegen sich und die Muskelspannung ist hoch.

Nach ein paar Minuten – vorausgesetzt du bist ein gesunder Schlafender – setzt das Non-REM-Stadium ein. Der Alpha-Rhythmus wird durch Theta-Wellen, das sind kleinere, rasche und unregelmäßige EEG-Wellen, abgelöst. Du liegst jetzt im Halbschlaf, fühlst dich in diesem Übergangsstadium zwischen Wachen und Schlafen, als ob du döst. Es können irreale Bilder auftauchen, du kannst aufschrecken oder zucken. Diese Phase ist sehr kurz, das Bewusstsein noch weitgehend aktiv. In diesem gesamten Stadium 1 verbringen wir ungefähr zehn Prozent unseres Schlafs.

### Phase 2: Leichter Schlaf

Wenige Minuten danach beginnt die Phase 2. Du schläfst ein und jetzt tauchen größere, langsame EEG-Wellen auf, sie werden von hin und wieder schnell auftretenden Schlafspindeln – das sind Wellen, die man wegen ihrer Form so nennt – überlagert. Zwischendurch treten auch mal K-Komplexe auf. Das sind hohe, langsame Ausschläge, die man mit etwas Fantasie als »K« lesen kann. Der Körper grenzt sich jetzt nach außen ab. Die Augen sind unbeweglich, die Lider fest geschlossen, die Muskelanspannung hat abgenommen. Wenn du in diesem Stadium aufwachst, was bei Stress oder Einschlafproblemen der Fall sein kann, bist du wahrscheinlich davon überzeugt, dass du noch gar nicht geschlafen hast. Aber: Erwachsene verbringen im Stadium 2 tatsächlich die Hälfte ihrer Nachtruhe.

### Phase 3 und 4: Tiefschlaf

In den ersten drei Stunden der gesamten Schlafdauer tauchst du nach Phase 2 in Phase 3 und 4 ein, in den Tiefschlaf. Die EEG-Wellen werden langsamer, die Ausschläge (Amplituden) nehmen zu. Jetzt beherrschen Delta-Wellen das Bild, es gibt aber auch noch Spindelaktivität. Das Aufwachen fällt jetzt schwer, deine Muskeln sind entspannt, der Blutdruck sinkt, Herzschlag und Atmung werden langsamer. Alle Körperfunktionen sind jetzt auf Reparatur, Heilung und Regeneration eingestellt: Das Immunsystem läuft auf Hochtouren, die Hirnanhangsdrüse (Hypophyse) schüttet fast den gesamten Tagesbedarf des Körpers an Wachstumshormonen aus, Eiweiß wird als Baustoff für Zellreparaturen freigesetzt. In dieser Phase machen sich Schlafwandelnde auf den Weg. Ein Erwachsener verbringt etwa 20 Prozent in diesen Schlafstadien, im Alter werden sie kürzer.

## ICH BIN DANN MAL WEG

Kinder erwachen oft aus dem Tiefschlaf. Manchmal schlafen sie einfach weiter, manchmal stehen sie aber auch auf, wandern herum, verrücken Möbel, öffnen den Kühlschrank oder verlassen schlimmstenfalls die Wohnung. 30 Prozent aller Mädchen und Jungen erleben wenigstens eine Schlafwandel-Episode, in der sie ihre Umgebung nur halb wahrnehmen, dabei aber extrem tief schlafen. Es ist besonders schwer, sie aus diesem Zustand aufzuwecken.

Auch etwa vier Prozent der Erwachsenen machen sich hin und wieder auf zu einer nächtlichen Streiftour. Sie können dann Polizeieinsätze auslösen, weil sie sich nachts ausgesperrt haben und vom Zeitungsausträger entdeckt werden, oder sie landen in Häusern von Fremden und erschrecken dort die Anwohner. Dabei kann sogar ein Verbrechen geschehen: Es gibt schlafwandelnde Mörder, die sich am nächsten Tag nicht mehr an ihre folgenreichen Ausflüge erinnern konnten.

In der Regel wächst sich diese vorübergehende Störung des Gehirns bei Kindern irgendwann aus. Erwachsene Schlafwandelnde sollten jedoch ärztliche Hilfe aufsuchen, da sich neurologische Störungen dahinter verbergen können.

Einfach lassen kann man es übrigens nicht, denn Schlafwandeln lässt sich nicht einfach abstellen. Als hilfreich haben sich aber Stressbewältigungstraining mit Entspannung (z. B. Selbsthypnose, progressive Muskelentspannung nach Jacobson, autogenes Training) gezeigt. Auch professionelle Hypnose kann erleichternd wirken, genauso wie die sogenannte Vorsatzbildung. Dabei lernt der Patient, auf einen Reiz zu reagieren, der ihm signalisiert, wieder ins Bett zu gehen, zum Beispiel, wenn er mit dem Fuß den Boden berührt.

Bei Kindern kann eine Alarmtrittmatte vor der Kinderzimmertür helfen, dass die Eltern wach werden und ihre kleinen Wandersleute möglichst ruhig und gelassen wieder ins Bett geleiten. Und ganz wichtig: Türen und Fenster sichern!

### Phase 5: REM-Phase

Etwa 80 bis 100 Minuten nach dem Einschlafen endet die Tiefschlafphase, jetzt veränderst du wahrscheinlich deine Schlafhaltung. Du verfällst wieder in den Leichtschlaf und die Nervenzellen feuern wie in Phase 2. Nun sind deine Muskeln maximal entspannt, nur lebenswichtige Muskulatur wie das Herz und das Zwerchfell arbeiten weiter. Die EEG-Kurven sehen jetzt ähnlich aus wie in Phase 1: kleine, schnelle Wellen. Gleichzeitig treten bei geschlossenen Lidern heftige, rasche Augenbewegungen auf, sie werden als »rapid eye movements« (REM) bezeichnet und geben dieser Phase ihren Namen. Die Atem- und die Herzfrequenz nehmen zu, der Blutdruck steigt, Männer bekommen jetzt eine Erektion, bei Frauen wird die Vagina verstärkt durchblutet. Diese erste REM-Periode dauert nur einige Minuten. Und tadaaa: Du beginnst zu träumen. Wenn du jetzt wach wirst, kannst du dich fast immer noch an deinen Traum erinnern und denkst dir sicher ab und zu: Meine Güte, was war das denn gerade für ein Film in meinem Kopfkino?

Viele Forschende sind der Überzeugung, dass unser Gehirn in dieser Phase noch einmal alle emotional bewegenden Ereignisse des Tages durchgeht, ohne dass ihm das Bewusstsein dabei im Weg steht. Auch Lernprozesse finden jetzt statt, das Gedächtnis entsteht und verfestigt sich. Schlafforschende sind sich darin einig, dass der REM-Schlaf lebenswichtig ist für das Funktionieren unserer Steuerzentrale im Kopf. Während Erwachsene ungefähr 20 Prozent ihrer Schlafenszeit in diesem Stadium verbringen, tun dies Babys und Kleinkinder wesentlich häufiger.

### REM-REBOUND

Wer abends ein paar Gin Tonics, Weinchen oder Bierchen schlürft, um nach einem harten oder auch sehr langweiligen Tag runterzukommen, verkürzt drastisch den Anteil an REM-Schlaf pro Nacht. Genau das Gleiche passiert, wenn man nur sehr wenig oder gar keinen Schlaf bekommen hat. Geht man in der Folgenacht nüchtern und müde zu Bett, kompensiert das Gehirn den Ausfall durch einen sogenannten REM-Rebound: Der REM-Schlaf setzt dann früher ein, er dauert länger und man träumt intensiver. Viele können sich an diese Träume auch erinnern. Warum das so ist, ist noch nicht abschließend geklärt. Experten und Expertinnen gehen davon aus, dass Träume ein elementarer Prozess sind, um Stress zu bewältigen, Erlebnisse zu verarbeiten und zu lernen. Fällt er einmal aus, muss er offenbar so schnell wie möglich nachgeholt werden, damit wir emotional stabil bleiben. Den Absacker deshalb am besten gar nicht oder zumindest so lange vor dem Schlafengehen trinken, dass deine Leber die Chance hatte, den Alkohol abzubauen.

# SCHLAFCOCKTAIL

Fast jeder Vorgang im Körper wird von Hormonen beeinflusst, auch unser Schlaf. Die Botenstoffe bilden einen Cocktail, der dafür sorgt, dass wir müde werden. Gleichzeitig leitet er alle wichtigen Reparatur- und Regenerationsprozesse ein, die nachts in den Organen stattfinden. Und genau dieser Hormoncocktail ist auch dafür verantwortlich, dass wir nachts ein- und durchschlafen, sodass wir in den Genuss aller gesundheitlichen Vorteile des Schlafs kommen. Und du weißt ja: Je gesünder dein Lebensstil ist, je mehr du dich tagsüber bewegst und je aufmerksamer du für eine ausgewogene Ernährung und ein gesundes Stress-Management sorgst, desto besser können deine Schlafhormone ihre Funktion erfüllen. Aber schauen wir uns doch erst mal an, welche Hormone, Botenstoffe und Neurotransmitter deinen Schlaf direkt oder indirekt beeinflussen.

### Müdemacher Melatonin

Von Melatonin hast du bestimmt schon mal gehört. Es kommt in allen Lebensformen auf unserem Planeten vor, in Pflanzen, Tieren und in uns Menschen. Sobald es dunkel wird, verteilt sich Melatonin bei Tieren und bei uns Menschen von der Zirbeldrüse im Gehirn aus im Körper und macht uns müde. Da die Produktion dieses Schlafhormons an die Lichtverhältnisse gekoppelt ist, wird in den lichtarmen Monaten mehr davon produziert, im Sommer dafür weniger. Das ist mit ein Grund dafür, dass wir uns in den Sonnenmonaten viel vitaler fühlen. Doch Melatonin steuert nicht nur den Schlaf-Wach-Rhythmus. Tatsächlich reguliert es auch die Ausschüttung anderer Hormone und steuert Körperfunktionen. Seit einigen Jahren ist Melatonin zugelassen als Arzneimittel bei Schlafstörungen. Allerdings nur für die kurzzeitige Therapie von Schlafstörungen bei Patienten über 55 Jahren oder bei autistischen Kindern und Jugendlichen. Es ist also keine Einschlafpille für jeden Tag.

### Einschlafhelfer Serotonin

Das Glückshormon, das mithilfe von Vitamin B6 und Magnesium aus der Aminosäure L-Tryptophan gebildet wird, braucht Tageslicht. Sonne kurbelt die Bildung von Serotonin an. Das Hormon macht wach und sorgt für gute Laune. Deshalb empfehlen Schlafforschende, tagsüber im Freien Sonnenstrahlen zu tanken, um die Serotoninbildung anzuregen und so auch nachts besser schlafen zu können. Denn das Hormon erleichtert das Einschlafen und den Übergang in den erholsamen Tiefschlaf und später in den REM-Schlaf. Bei einer eingeschränkten Serotoninproduktion, wie sie häufig bei Depressionen der Fall ist, treten oft Schlafstörungen auf. Nicht zuletzt wird Serotonin bei der Bildung von Melatonin benötigt.

### Durchschlafhelfer Leptin

Eigentlich steuert Leptin unser Sättigungsgefühl, gemeinsam mit seinem Gegenspieler Ghrelin. Im Schlaf hilft das Hormon dabei, unser Hungergefühl zu unterdrücken, sodass wir – solange wir gesund und normalgewichtig sind – eine mehrstündige Fastenphase problemlos durchhalten können, ohne zwischendurch zum Kühlschrank zu laufen. Gestörter oder fehlender Schlaf kann diese Hormonbalance stören, die Produktion des Appetitanregers Ghrelin steigern und die von Leptin herabsetzen.

### Tag und Nacht im Dienst: Insulin

Das in der Bauchspeicheldrüse produzierte Hormon Insulin sorgt dafür, dass Energie aus unserer Nahrung (Glukose) in die Körperzellen geschleust wird. Es wirkt dabei an den Zellen wie ein Schlüssel. In den Zellen wird dann aus der Glukose Energie gewonnen, die für alle Körperfunktionen und Reparaturprozesse zur Verfügung steht. Insulin ist Tag und Nacht im Dienst, um unseren Blutzucker zu regulieren. Wenn wir gut und ausreichend schlafen, funktioniert die Energiebereitstellung reibungslos. Wir sind nachts gut versorgt und bleiben gesund. Schlafen wir zu wenig oder ist der Schlaf dauerhaft gestört, wird ein Prozess gefördert, der die Energiegewinnung in den Zellen behindert. Man nennt ihn Insulinresistenz. Obwohl ausreichend Insulin produziert wird, kursiert zu viel Zucker im Blut, da das Hormon die Körperzellen nicht mehr aufschließen kann. Die Zellen haben dichtgemacht. Es kommt zu dauerhaft erhöhten Blutzuckerspiegeln und einer Vorform des Typ-2-Diabetes.

### Stiller Heiler Somatropin (HGH)

Wenn wir abends schlafen gehen, wacht die Hypophyse auf. Diese Hormondrüse im Gehirn produziert mehrere Hormone, unter anderem das Wachstumshormon Somatropin oder auch HGH (Human Growth Hormone). Es wird zu 75 Prozent im Schlaf abgegeben. Es sorgt beispielsweise für den Aufbau von Muskeln und regt das Knochenwachstum an. Bei Kindern löst es Wachstumsprozesse aus, sie wachsen im Schlaf. Bei Erwachsenen setzt es vor allem Regenerations- und Heilungsprozesse in Gang. Der HGH-Spiegel steigt in der Tiefschlafphase an und sorgt jetzt für Zellneubildungen. Im Alter nimmt die Produktion des Wachstumshormons ab.

### Wachmacher Cortisol

Wer schläft, muss auch irgendwann wieder wach werden. In den frühen Morgenstunden, etwa gegen drei Uhr, steigt der Spiegel des Hormons Cortisol langsam an und vertreibt das Melatonin. Zwischen sechs und neun Uhr morgens erreicht er seinen Höchststand, wir sind wach und starten in den Tag. Im Laufe des Tages sinkt der Cortisolspiegel nach und nach wieder. Bei Dauerstress steigt der Cortisolspiegel allerdings an und kann uns auch davon abhalten, uns zu entspannen und in den Schlaf zu kommen.

# WELCHER CHRONOTYP BIST DU?

Jeder Mensch, ob jung oder schon ein bisschen älter, unterliegt einem ganz eigenen Tag-Nacht-Rhythmus. Das bedeutet, dass du meistens um eine ganz bestimmte Zeit aufstehst und auch wieder ins Bett gehst. Wann genau das stattfindet, bestimmt deine innere Uhr. Dabei handelt es sich um einen stecknadelkopfgroßen Knoten aus Nervenzellen, der ungefähr 2 Zentimeter hinter der Nasenwurzel im Gehirn liegt. Mediziner nennen diesen Knoten suprachiasmatischen Kern. An dieser Stelle kreuzen sich unter anderem die beiden Sehnerven, die von den Augen kommen. So können wir registrieren, wie hell und wie dunkel es draußen ist. Nach Sonnenuntergang und mit zunehmender Dunkelheit schickt dieser Knoten ein Signal an die Zirbeldrüse, eine Hormondrüse des Hirns. Die produziert unter anderem das Melatonin, das Schlafhormon.

## DREI CHRONOTYPEN

Der suprachiasmatische Kern bestimmt als zentraler Taktgeber im Kopf, wann der Blutdruck und die Körpertemperatur steigen und wann wir nach dem Nachtschlaf wieder wach werden. Er regelt aber auch, wann und in welchen Abständen wir frühstücken oder zu Abend essen sollten, weil unser Stoffwechsel dann am besten verdauen kann. Und er gibt das Zeitfenster vor, wann wir geistig besonders rege und körperlich fit sind. Auch unsere Organe sind in ihrer Leistungsbereitschaft abhängig von den Tageszeiten. In der medizinischen Forschung versucht man anhand der inneren Uhr zum Beispiel, die besten Einnahmezeiten für Medikamente zu bestimmen, damit sie besser wirken können und keine oder weniger Nebenwirkungen nach sich ziehen.

Mediziner an der Berliner Charité haben vor einigen Jahren einen Bluttest entwickelt, anhand dessen man seinen individuellen Chronotypen ermitteln lassen kann. Daraus lässt sich ablesen, wann man am leistungsfähigsten ist und wann man schlafen sollte. Meistens weiß man aber selbst ganz gut, zu welcher Sorte man gehört. Der Chronotyp ist genetisch angelegt, es werden drei Typen unterschieden: Es gibt den Morgentyp, den Abendtyp und den Mischtyp.

### Die frühen Lerchen

Wer morgens beim ersten Tageslicht aufsteht und dafür abends nach der Tagesschau vor dem Fernseher einschläft, ist mit ziemlicher Sicherheit ein Morgentyp. Die »Lerchen«, wie man sie auch nennt, sind um fünf Uhr morgens schon fit und haben mindestens eine Joggingrunde gedreht und einen yogischen Sonnengruß geturnt, bevor der eigentliche Arbeitstag losgeht. Wobei ihre körperliche Bestform eigentlich am Nachmittag liegt. Abends kann man Lerchen hingegen mit Unternehmungen wie Restaurantbesuchen, Kino oder Konzerten jagen. Sie werden sehr schnell müde.

## DEN CHRONOTYP SELBST BESTIMMEN

Wie bekommst du heraus, welcher Chronotyp du bist? Ganz einfach: Beobachte dein Schlafmuster an arbeitsfreien Tagen, am Wochenende oder im Urlaub. Eulen wachen, wenn man sie in Ruhe schlummern lässt, eher gegen Mittag auf, Lerchen in den frühen Morgenstunden, auch wenn der Wecker nicht klingelt.

### Nachteulen

Die Abendtypen, auch »Eulen« genannt, haben es in der bei uns üblichen Nine-to-five-Arbeitswelt nicht einfach. Sie müssen sich jeden Morgen mit einem oder mehreren Weckern aus dem Bett quälen, obwohl ihre innere Uhr noch auf Schlaf eingestellt ist. Frühstücken geht am Morgen deshalb gar nicht gut. Ist ja auch kein Wunder: Wer mag schon im Schlaf essen?

Geistig frisch werden sie, wenn die Lerchen schon den Feierabend einläuten. Abends ins Fitnessstudio? Kein Problem. Danach geht auch noch Kino und ein spätes Abendessen. Müde werden Eulen erst weit nach Mitternacht.

Das Problem: Abendmenschen entwickeln häufiger körperliche und psychische Erkrankungen und haben angeblich sogar eine geringere Lebenserwartung als Morgenmenschen, wie eine britische Langzeitstudie gezeigt hat. Sie leiden unter dem ständigen »sozialen Jetlag«, weil sie gegen ihre innere Uhr leben müssen – außer sie haben einen Beruf, der ihren Bedürfnissen entgegenkommt (siehe Seite 137).

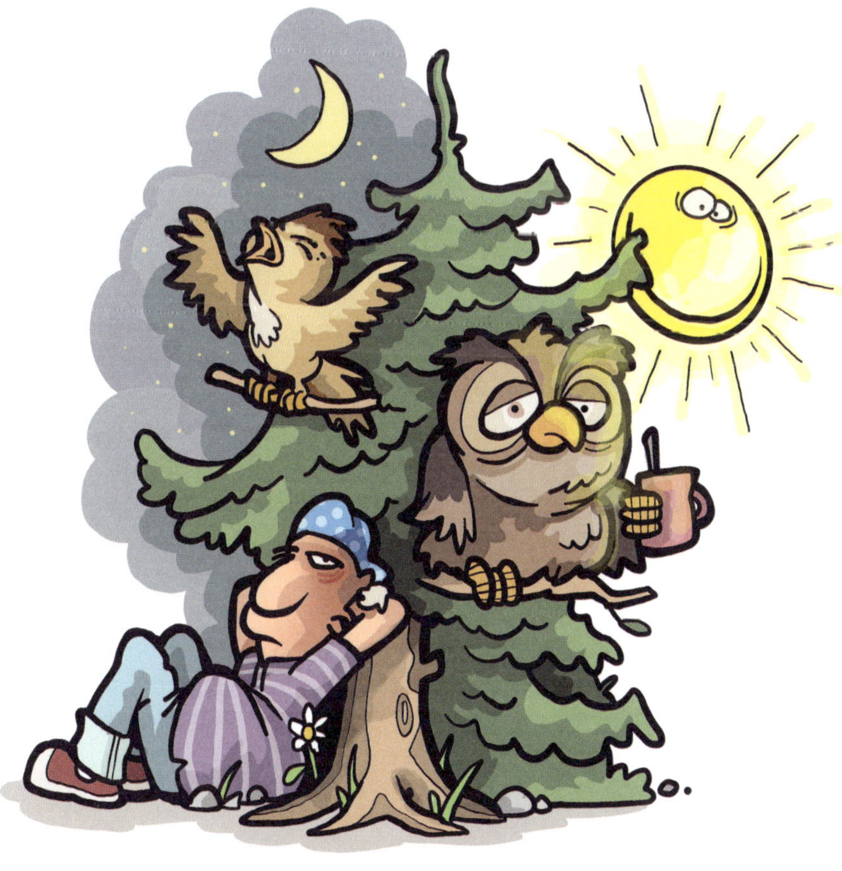

## PROBLEME LÖSEN NACH CHRONOART

Psychologen der Michigan State University haben herausgefunden, dass Lerchen frühmorgens über ausgeprägte analytische Fähigkeiten verfügen. Jetzt ist der ideale Zeitpunkt für sie, um Probleme zu lösen und knifflige Entscheidungen zu treffen. Abends, wenn sie müde werden, sind sie dafür kreativer. Bei Eulen ist es andersherum. Sie sind nach dem Aufstehen am schöpferischsten, abends hingegen können sie geistige Nüsse knacken und gute Gespräche führen.

### Mischtypen

Die Mischtypen wachen weder besonders früh noch besonders spät auf und kommen in der Regel ohne große Not aus den Federn. Sie gehen etwa um Mitternacht ins Bett und schlafen etwa bis acht Uhr. Am späten Vormittag sind sie geistig am fittesten, körperlich am frühen Nachmittag. Zusammen mit den moderaten Lerchen, die nach 23 Uhr ins Bett gehen, machen sie den größten Teil der Bevölkerung aus.

## LANG ODER KURZ?

Die verschiedenen Schlaftypen werden nicht nur danach unterschieden, wann sie ins Bett gehen, sondern auch danach, wie lange sie schlafen. Menschen, die gerne lange schlafen, sind nicht immer Eulen, sie kommen bei diesem Chronotyp jedoch öfter vor. Neun Stunden Nachtruhe brauchen sie oder mehr, um tagsüber richtig produktiv sein zu können. Dabei sind sie keineswegs träger als Kurzschläfer, sie können aus genetischen Gründen einfach nicht anders. Es ist wichtig, dass Langschläfer so lange schlafen, wie sie es brauchen, da chronischer Schlafmangel krank machen kann. Kurzschläfer hingegen erholen sich in sehr wenigen Stunden, ihr Schlaf ist offenbar effizienter. Sie brauchen dazu sogar weniger als die durchschnittlichen sieben Stunden Schlaf. Etwa vier Prozent der Erwachsenen zählen zu den Kurzschläfern, die meisten Menschen schlafen etwa sieben bis acht Stunden.

Zum langen Schlaf tragen aber auch noch andere Faktoren bei, einer davon ist unser biologisches Geschlecht: Der englische Schlafforscher Jim Horne hat herausgefunden, dass Frauen im Schnitt etwa 20 Minuten mehr Schlaf brauchen als Männer. Das liegt daran, dass sich das weibliche Gehirn aufgrund seiner besonderen Fähigkeiten offenbar mehr anstrengen und flexibler denken muss als das von Männern. Sie verfügen evolutionär bedingt über eine andere Art der Informationsaufnahme und -verarbeitung als Männer.

Auch die Jahreszeiten und damit die Menge an Tageslicht, die wir tagsüber bekommen, wirken sich auf die Schlaflänge aus. Im Winter ruhen wir länger als im Sommer – in Regionen mit extremen Jahreszeitenwechseln sogar bis zu zwei Stunden mehr. Menschen über 65 brauchen nachts etwas weniger Schlaf, den holen sie aber tagsüber mit ein paar Nickerchen wieder herein.

## SCHLAFMANGEL IST WEIBLICH

Frauen leiden wesentlich häufiger unter Schlafmangel. Das liegt vermutlich an den weiblichen Geschlechtshormonen, die je nach Zyklus und Lebensalter Achterbahn fahren. Hinzu kommt der Stand-by-Schlaf von Müttern, die ihr Baby stillen oder den Schlaf von Kleinkindern bewachen. Seit einigen Jahren weiß man, dass die innere Uhr Andockstellen für das weibliche Geschlechtshormon Östrogen hat. Es kann die Ausschüttung des Schlafhormons Melatonin hemmen und den weiblichen Körper über den normalen Tag-und-Nacht-Rhythmus wachhalten. In den Wechseljahren nimmt die Produktion von Östrogen und Progesteron allerdings ab. Die Reduktion beider Hormone erhöht die Wahrscheinlichkeit für Schlafstörungen.

## MAL SO, MAL SO

Im Laufe des Lebens verschiebt sich der Chronotyp etwas und die Melatoninproduktion im Hirn ändert ihren Rhythmus. Während Babys und Kleinkinder ausgeprägte Lerchen sind, mutieren sie mit Eintritt in die Pubertät zu Hardcore-Eulen. Das ist nicht unproblematisch, weil die deutschen Schulzeiten Teenager zwingen, um acht Uhr morgens aufmerksam zu lauschen, während ihre innere Uhr noch auf Matratzenhorchen gepolt ist. Schlafforschende fordern deshalb schon seit Jahren einen späteren Unterrichtsbeginn und auch ein Überdenken der Umstellung auf die Sommerzeit, die insbesondere für Eulen die Lebensqualität beeinträchtigt.

## DER KLEINE UNTERSCHIED

Eine neue Überblicksuntersuchung ergab, dass die inneren Uhren von Frauen und Männern nicht gleich getaktet sind.

Ein Vergleich von insgesamt 91 000 Versuchspersonen zeigte bei Männern geringere Unterschiede zwischen ihrer Tages- und Nachtaktivität. Bei Frauen sind diese Unterschiede größer, was unter anderem daran liegt, dass sie abends mehr von dem Schlafhormon Melatonin ausschütten. Frauen schlafen im Schnitt mehr und tiefer, werden sie nachts gestört, schlafen sie schneller wieder ein. Ihr Schlaf-Wach-Rhythmus ist robuster.

Größere Unterschiede gibt es allerdings beim Einfluss der inneren Uhr auf den Energiestoffwechsel: Stört Schichtarbeit oder Jetlag den Tag-Nacht-Rhythmus bei Frauen, schüttet ihr Körper mehr Hungerhormon Ghrelin und weniger Sättigungshormon Leptin aus. Sie bekommen also schneller Hunger. Bei Männern verändern sich diese Hormone zwar kaum, dennoch empfinden sie verstärkt Heißhunger auf kalorienreiches Essen.

Für einige dieser Unterschiede wird eine biologische Erklärung herangezogen: die Mutterrolle. Wenn Frauen den Nachwuchs in den ersten Lebensmonaten stillen, sind häufige Schlafunterbrechungen die Regel. Um sich besser an diese Phase anzupassen, haben sie womöglich die Fähigkeit entwickelt, trotz vieler Unterbrechungen gut zu schlafen, unabhängig davon, wodurch sie wach werden.

Kleine Kinder sind Frühaufsteher, das könnte ein Grund dafür sein, dass weibliche Säugetiere und Menschen eine Tendenz zum frühen Chronotyp haben: Denn für die Mütter ist es von Vorteil, wenn sich ihre innere Uhr an den Rhythmus des Kindes angleicht.

## TIERISCHE CHRONOTYPEN

Der US-amerikanische Psychologe und Schlafmediziner Michael Breus hat eigene Kategorien für Schlaftypen entwickelt und daraus Alltags- und Schlafempfehlungen abgeleitet. Er unterscheidet Bär, Löwe, Wolf und Delfin. Die Tiernamen stehen dabei für spezielle Eigenschaften, die sich in den verschiedenen Chronotypen wiederfinden. So ist ein Bär ab sieben Uhr tagaktiv und braucht viel Schlaf. Der Löwe ist schon ab fünf Uhr am Start, geht dafür aber früh zu Bett. Frühestens ab neun Uhr kommt der Wolf dann aus den Federn und geht dafür spät zu Bett. Der Delfin, als Schlafproblemfall, schläft schlecht ein, wird nachts oft wach und ist vor allem nachmittags und abends geistig fit.

# SO VIEL SCHLAF MUSS SEIN

Dass wir Schlaf brauchen, um wach und fit zu sein, merken wir erst, wenn er zur Mangelware wird. Aber da gibt es ein Problem: An zu wenig Schlaf kann man sich gewöhnen …

**Durchschnittswerte:** Die meisten Menschen brauchen zwischen sieben und acht Stunden Schlaf. Wie viel du persönlich brauchst, kannst du ganz einfach testen: Wenn du tagsüber längere Zeit am Schreibtisch sitzt – dich also nicht bewegst – und dabei konzentriert arbeiten kannst, bekommst du genug Schlaf. Wirst du aber schon nach kurzer Zeit schläfrig, hast du vermutlich zu wenig Schlaf gehabt. Noch ein Test: Wenn du morgens nur durch den Wecker wach wirst, kann das ein Hinweis darauf sein, dass der Schlaf davor zu kurz war. Auf jeden Fall ist das mit der Dauer eine Typfrage. Während der Entdecker der Relativitätstheorie, Albert Einstein (1879–1955), wohl zehn Stunden Nachtruhe brauchte, waren es beim französischen Kaiser Napoleon I (1769–1821) angeblich nur vier.

**Schlafbedarf:** Bei Kindern und Jugendlichen schwankt dieser stark. Manche Neugeborenen schlafen mit vier Wochen mehr als dreizehn Stunden, andere dagegen nur sechs. Ein Kleinkind schläft im Schnitt etwa zehn bis zwölf Stunden, ein Schulkind neun bis elf Stunden. Teenager haben immer noch ein großes Schlafbedürfnis. Es liegt zwischen acht und zehn Stunden.

**Nickerchen:** Wer tagsüber müde ist, kann sich mit einem 10- bis 20-minütigen Nickerchen behelfen. Das macht wieder fit und beeinträchtigt auch nicht die Schlafqualität der kommenden Nacht. Tradition hat die Siesta, die Ruhe nach dem Mittagessen, in Mittelmeerländern wie Spanien. Die Japaner schlafen auch mal in der Öffentlichkeit: im Parlament, in der Schule, in Meetings oder in der U-Bahn. »Inemuri« heißt diese Option für Erschöpfte.

**Individuelles Schlafbedürfnis:** Wie viel Schlaf du wirklich brauchst, kannst du im Urlaub testen, wenn der Wecker morgens nicht klingelt. Mein Tipp: Einfach mal drei, vier Tage hintereinander zur gleichen Zeit ins Bett gehen und erst aufstehen, wenn du von selbst wach wirst. Morgens schreibst du auf, wie viele Stunden du geschlafen hast. Wenn du daraus nach ein paar Tagen einen Durchschnittswert ableitest, weißt du, wie lange du auch während des ganz normalen Alltags schlafen solltest.

**Qualitätsschlaf:** Die Schlafdauer ist aber nicht alles. Schlafforschende betonen, dass es auch auf die Qualität des Schlafs ankommt. Tipps für einen guten, erholsamen Schlaf findest du ab Seite 160.

**Schlaf nachholen:** Ja, das geht. Nach einer kurzen Nacht verdoppelt sich die Schlafmenge allerdings nicht, der Schlaf wird dafür eher intensiver. So gewinnt der Körper wieder seine Kraft zurück. Bei akutem Schlafmangel am besten mehrere Tage hintereinander ausreichend schlafen!

**Zu viel ist schädlich:** Auf Dauer ist nicht nur sehr kurzer, sondern auch sehr langer Schlaf mit gesundheitlichen Nachteilen verbunden. So ist die Sterblichkeit von Menschen, die regelmäßig über zehn Stunden schlafen, ebenso deutlich erhöht wie die von solchen, die weniger als vier Stunden schlafen.

**Bettgehzeit:** Anhand einer Smartphone-App untersuchten Wissenschaftlerinnen und Wissenschaftler das Schlafverhalten von rund 5500 Personen in 20 Ländern. Dabei zeigte sich, dass die Schlafdauer der Befragten vor allem davon bestimmt wird, wann sie ins Bett gingen. Das wiederum unterscheidet sich stark von Land zu Land und den dortigen Lebensgewohnheiten, die meist auch klimatisch bedingt sind. Am frühesten legen sich demnach die Niederländer hin, sie bekommen mit durchschnittlich acht Stunden und zwölf Minuten eine ordentliche Mütze Schlaf. Spanier essen oft erst gegen 22 Uhr zu Abend, vor allem im Sommer, und gehen frühestens gegen Mitternacht zu Bett. Dafür beginnt der spanische Arbeitstag aber auch erst um 10 Uhr vormittags (und dauert in der Regel bis 20 oder 21 Uhr, dazwischen liegt noch eine zweistündige Siesta). Am wenigsten schlafen die Menschen in Japan und Singapur. Sie ruhen sich durchschnittlich nur sieben Stunden und 24 Minuten aus. Die Deutschen liegen mit rund sieben Stunden und 45 Minuten etwas unter dem Acht-Stunden-Schnitt.

## IMMER NOCH MÜDE?

Obwohl du nachts ausreichend geschlafen hast, bist du immer noch müde? Dafür könnte eine sogenannte Schlafapnoe verantwortlich sein. Da sich Zunge und Gaumensegel nachts entspannen, können die Atemwege durch die Zunge versperrt werden und der Atem setzt aus. Die kurzen Atemstillstände im Schlaf werden meistens von sehr lautem Schnarchen begleitet, das 70 bis 90 Dezibel erreichen kann. Das entspricht dem ohrenbetäubenden Knattern eines alten Benzin-Rasenmähers.

Bis zu 60 Atemaussetzer pro Stunde sind dabei möglich, die den Schlafenden zum Aufwachen zwingen. Das kann auf Dauer lebensbedrohliche Folgen haben, da es zu erhöhtem Blutdruck führt. Eine Behandlung dieser obstruktiven Schlafapnoe ist unbedingt notwendig. Therapien der Wahl sind CPAP-Atemmasken oder ein unterhalb des Schlüsselbeins implantierter Zungenschrittmacher, der bei 70 Prozent der Behandelten gute Erfolge erzielt. Im begründeten Einzelfall übernimmt die Kasse die relativ hohen Kosten von 20 000 Euro. Ansonsten ist es wichtig für Schnarcher und Schnarcherinnen (Frauen ab den Wechseljahren gehören ebenfalls zur Risikogruppe), auf ein gesundes Gewicht zu achten, Alkohol- und Nikotingenuss zu vermeiden und zu versuchen, auf der Seite zu schlafen.

# BIST DU SCHLAFGESTÖRT?

Es gibt verschiedene Arten von Schlafstörungen, aber eins haben sie alle gemeinsam: Sie verhindern, dass man wirklich erholsam schläft, was zur Folge hat, dass man am Tag sehr müde ist. Die Schlafmedizin unterscheidet bis zu 80 verschiedene Formen von Schlafstörungen. Zwei Kriterien müssen erfüllt sein:

- ◇ Du schläfst länger als vier Wochen mindestens dreimal pro Woche schlecht.
- ◇ Du bist tagsüber nicht leistungsfähig und leidest sehr unter deiner Schlaflosigkeit.

Sollte beides auf dich zutreffen, vereinbare am besten einen Termin bei deinem Hausarzt oder deiner Hausärztin. Sie werden sich nach deinem Lebensstil erkundigen, fragen, ob du dich genug bewegst und Sport machst, wie du dich ernährst und ob du viel Kaffee und Alkohol trinkst. Und ob du gerade viel Stress oder Sorgen hast. Auch das Vorliegen von Angststörungen, Depressionen oder eines altersbedingten geistigen Abbaus werden abgeklärt. Außerdem werden sie versuchen, körperliche Ursachen auszuschließen. Dazu gehören Störungen von Magen, Darm, Schilddrüse und Atemwegen.

Eine gute Vorbereitung auf den Praxisbesuch kann den Ärzten bei der Diagnose helfen. Dokumentiere also am besten vorab, wie lange dir deine Schlafprobleme schon zu schaffen machen, welche Auslöser es geben könnte, wie oft du nachts wach wirst, wie lange du dann wach bist, ob du dabei Schmerzen hast oder ob deine Beine kribbeln oder zucken. Auch ein Schlaftagebuch mit Morgen- und Abendprotokoll kann Aufschluss geben, ob du wirklich an einer Schlafstörung leidest. Ein Besuch im Schlaflabor kann ebenfalls sinnvoll sein. Dort messen Expertinnen und Experten, was nachts während deines Schlafs passiert. Empfehlenswert sind mindestens zwei Nächte im Schlaflabor, um zuverlässige Ergebnisse zu erhalten.

## DIE WICHTIGSTEN SCHLAFSTÖRUNGEN

Frauen und Senioren leiden häufiger unter Schlafstörungen, denn ab 40 wird der Schlaf generell leichter. Bei Frauen tut der Hormonumschwung während der Wechseljahre sein Übriges.

**Insomnie oder Hyposomnie:** Das sind Ein- und Durchschlafstörungen, die meist psychische Gründe haben, wie zum Beispiel Stress, Grübeln oder negative Gedanken.

**Hypersomnie:** Diese Störung bedeutet, dass man Probleme hat, tagsüber wach zu bleiben, und zwischendurch immer mal wieder einnickt, auch ungewollt. Außerdem hat man oft das Gefühl, trotz ausreichendem Schlaf ständig schläfrig zu sein.

**Parasomnie:** Das sind schlafgebundene Störungen in der Übergangsphase zwischen Wachsein und Schlafen. Dazu gehört das Schlafwandeln (siehe Seite 119). Häufige Begleiterscheinungen sind nächtliches Aufschrecken, Zähneknirschen oder Albträume.

**Narkolepsie:** So bezeichnet man eine chronische Müdigkeit, bei der man am helllichten Tag einfach einschläft, egal was man gerade tut (siehe Seite 158).

Viele Schlafprobleme sind »erlernt«. Durch ungünstige Gewohnheiten tagsüber und um die Schlafenszeit herum, aber auch durch ein schlechtes Stressmanagement. Der Körper verlernt auf diese Weise quasi das gesunde Schlafen. Zwei Drittel der Menschen, die wegen Schlafstörungen Hilfe suchen, profitieren von einer Mischung aus Entspannungsübungen und Verhaltenstraining. Und Medikamente? Sie können kurze Zeit helfen, können aber abhängig machen und ändern nichts an der Ursache für die Schlafstörungen. Verschreibungspflichtige Medikamente sollten daher nur kurz zum Einsatz kommen.

# WELCHER BERUF PASST ZU WELCHEM SCHLAFTYP?

Das Deutsche Institut für Wirtschaftsforschung (DIW) hat Daten des sozioökonomischen Panels, der großen, repräsentativen Langzeitstudie in Deutschland, ausgewertet. Die gute Nachricht ist: Ein arbeitender Bundesbürger schläft im Durchschnitt 6 Stunden, 49 Minuten und 48 Sekunden. Er ist also im Großen und Ganzen ausgeschlafen. In manchen Berufsgruppen schlafen die Menschen im Durchschnitt etwas kürzer, in anderen etwas länger. Auch wann wir schlafen, hängt davon ab, welchen Beruf wir ausüben. Schlafforscher empfehlen, im Idealfall den Beruf zu wählen, der am ehesten zum eigenen Schlaftyp passt. Doch welche könnten das sein?

**Berufe für den Morgentyp**

Zeitungsausträger (m/w/d)
Bäcker (m/w/d)
Hotelfachkraft (m/w/d)
Tierwirt (m/w/d)
Lehrer (m/w/d)

**Berufe für den Abendtyp**

Künstler (m/w/d)
Autor (m/w/d)
Restaurantfachkraft (m/w/d)
Barkeeper (m/w/d)
DJ (m/w/d)
Koch (m/w/d)
Gastronom (m/w/d)
Mediengestalter (m/w/d)
Hochschullehrer (m/w/d)

**Berufe für den Mischtyp und für alle, die gut mit Schichtdienst klarkommen**

Unternehmensberater (m/w/d)
Bus- und Bahnfahrer (m/w/d)
Mitarbeiter im Polizeidienst (m/w/d)
Feuerwehrleute (m/w/d)
Pflegekraft (m/w/d)

**Berufe für Kurzschläfer**

Objekt-, Wert- und Personenschützer (m/w/d)
Mitarbeiter von Post- und Zustelldiensten (m/w/d)
IT-Systemadministratoren (m/w/d)
Lebensmittelverkäufer (m/w/d)
Technische Servicekräfte in Wartung und Instandhaltung (m/w/d)
Führungskräfte Gastronomie (m/w/d)
Putzleute (m/w/d)
Maler und Lackierer (m/w/d)
Staplerfahrer und Kranführer (m/w/d)

**Berufe für Langschläfer**

Kleidungs- und Schuhverkäufer (m/w/d)
Forscher (m/w/d)
Zahnmedizinische Fachangestellte (m/w/d)
Journalisten (m/w/d)
Sozialarbeiter und Sozialpädagogen (m/w/d)
Künstler und Entertainer (m/w/d)
Fahr- und Sportlehrer (m/w/d)
Psychologen und Psychotherapeuten (m/w/d)
Programmierer (m/w/d)

# TRAUMZEIT

Wir träumen drei- bis viermal pro Nacht, ungefähr zwei Stunden lang. Dabei kommt einiges zusammen: Ein Mensch mit 75 Jahren kann auf etwa 100 000 Träume zurückblicken.

Die psychologische Traumforschung revolutionierten um 1900 der österreichische Psychoanalytiker Sigmund Freud und später auch Carl Gustav Jung. Sie betrachteten die nächtlich auftauchenden Symbole und Bilder als Möglichkeit, den Träumenden besser zu verstehen. Für Sigmund Freud stammten die Traumsequenzen aus dem Unterbewusstsein und bildeten Gefühle und Gedanken ab, die der Mensch im Wachzustand verdrängt hatte. Heute ist man von diesen Theorien wieder etwas abgerückt.

Bestimmte Trauminhalte kommen aber immer wieder vor, wie etwa Angstträume, Träume vom Fallen, vom Zuspätkommen, im Traum verfolgt zu werden oder zu fliegen. Es gibt Wunsch- und Erfüllungsträume, aber auch Angst- und Beklemmungsträume. Trotzdem ist die Funktion des Traums bis heute nicht ganz entschlüsselt. Man weiß nicht, ob das Hirn nachts die Tageserlebnisse abspeichert, ob es Gefühle verarbeitet oder ob ein Traum einfach nur ein Zufallsprodukt ist.

Was man aber sicher weiß, ist, dass Menschen, die regelmäßig am Schlafen und Träumen gehindert werden, nicht nur körperlich darunter leiden, sondern auch seelisch Schaden nehmen. Und: Wir können durch unsere Träume viel über uns lernen. Unser nächtliches Kopfkino zeigt Filme, für die unser Traumbewusstsein auf Erinnerungen und Gefühle zurückgreift, die uns im Wachzustand nicht zugänglich sind. Wenn man genau hinguckt, erfährt man viel über seine Persönlichkeit, über Stärken und Schwächen, über Sorgen oder Ängste. Im Traum erleben wir, was uns wirklich bewegt.

### Warum vergessen wir unsere Träume so schnell?

Mittlerweile beschäftigen sich Generationen von Psychologen mit der Frage, warum wir Träume so schnell vergessen. Untersucht wurden der Einfluss von Persönlichkeit, Alter, Geschlecht, Trauminhalt und Schlafdauer auf das Traumgedächtnis. Herausgekommen ist dabei nichts. Man weiß nur, dass wir uns im Schnitt an einen Traum pro Woche erinnern.

## SICH TRÄUME BESSER MERKEN

Ein Trick, um die Erinnerung an unsere Träume zu verbessern, geht so: Lege ein Notizbuch und einen Stift auf deinen Nachttisch und denke vor dem Einschlafen ganz fest daran, dass du dich morgens an deinen Traum erinnern möchtest. Nach dem Aufwachen bleibst du einen Moment liegen und gehst deinem Traum noch einmal in Gedanken nach. Was war da los? Was hast du gesehen? Was hast du gefühlt, gerochen und gehört? Danach öffnest du die Augen und schreibst alles auf, woran du dich erinnerst.

Tja, aber was ist, wenn du dich nie an deine Träume erinnerst? Träumst du dann überhaupt? Die Antwort ist: Ja, absolut! Jedes Lebewesen, das ein Bewusstsein hat, träumt. Es spricht sogar einiges dafür, dass wir die ganze Nacht träumen. Beobachtungen im Schlaflabor zeigen: Wann immer man einen Schlafenden weckt, kurz nach dem Einschlafen oder im Tiefschlaf, erzählt er oder sie davon, gerade geträumt zu haben. Diese Träume verändern sich allerdings im Laufe der Nacht. Beim Einschlafen sind die Traumbilder noch realitätsnah und Träume aus den REM-Schlafphasen sind sehr intensiv. An REM-Träume kurz vor dem Erwachen erinnert man sich oft besonders gut.

## Gibt es Träume, die wahr werden?

Dem Träumen wurde in der Menschheitsgeschichte schon immer eine besondere Bedeutung beigemessen. Im alten Rom etwa wurden die Träume der Kaiser dem Senat vorgelegt, um daraus politische Entscheidungen abzuleiten. Heute untersucht die Parapsychologie Wahrträume oder hellseherische Träume. Es gibt sehr viele Berichte von Erlebnissen im Traum, die in Wirklichkeit eintrafen: der Traum von Unbekannten, denen man später begegnete, von tragischen Ereignissen wie Kriegsausbruch oder Tod. Auch die Bibel liefert viele prophetische Träume, wie etwa den Traum Jakobs von der Himmelsleiter. Abraham Lincoln, der 16. Präsident der USA, soll im April 1865 von seinem Tod geträumt haben, wenige Tage bevor er erschossen wurde. Paul McCartney träumte die Melodie von Yesterday, bevor er sie aufschrieb.

Psychologen erklären das damit, dass das Traumbewusstsein aus Gedankenbausteinen konkrete Fantasien konstruiert. Diese finden hin und wieder tatsächlich statt, was manchmal tragisch ist. Oder sie geben Denkanstöße für die Lösung von bestimmten Problemen, weil sie auch fast immer logisch sind.

## Warum träumen wir davon, nackt zu sein?

Soooo peinlich! Plötzlich steht der Träumende splitterfasernackt auf einer Party, läuft durch die Fußgängerzone oder sitzt als einzige Person ohne Unterhose in der U-Bahn, im Klassenraum oder im Meeting. Und merkt es natürlich erst, als er oder sie die entsetzten oder amüsierten Blicke der anderen auf sich spürt. Das Gefühl von Scham und bloßgestellt zu sein, wird übermächtig. Psychologen deuten diesen Traum, den viele Menschen schon einmal geträumt haben, so, dass man gerade in einer Lebensphase steckt, in der man verunsichert und verletzlich ist oder sich nicht genug wertgeschätzt fühlt. Eine andere Deutung geht aber auch in die Richtung, dass man sich mehr Aufmerksamkeit wünscht.

## TRÄUME VERSTEHEN

Jeder Traum hat eine Bedeutung. Oft wird sie in der Gesamtschau deutlich. Traumpsychologinnen und -psychologen empfehlen dieses Vorgehen:

- ◇ Schau dir deinen Traum ganz genau an. Blende dabei aber Vernunft und Logik aus.
- ◇ Was würdest du sagen: Welches »Leitgefühl« hattest du im Traum? Welches Gefühl war also am stärksten? Angst? Freude? Panik? Lust?
- ◇ Welche Erinnerungen und Gefühle aus dem richtigen Leben sind mit dem Traum verbunden?
- ◇ Gibt es Muster, die sich wiederholen?

Auf diese Weise kommst du der Deutung deiner Träume ein Stück näher.

### Warum träumen wir davon, Prüfungen wiederholen zu müssen?

Du bist seit 25 Jahren berufstätig und träumst immer noch davon, deine Abschlussprüfung zu machen oder Klausuren zu schreiben? Damit bist du nicht allein. Rund zwölf Prozent der Deutschen träumen immer mal wieder davon, das Abi oder den Uni-Abschluss wiederholen zu müssen. Vor allem Menschen mit einem höheren Bildungsgrad und solche, die schon viele Prüfungen bestanden haben, träumen dann davon durchzufallen. Psychologen gehen davon aus, dass Leistung in ihrem Alltag eine große Rolle spielt, weshalb sie das Prüfungsszenario nachts immer wieder durchstehen müssen. Hier hilft die Happy-End-Strategie, die auch zur Beendigung von Alpträumen hilfreich ist (siehe Seite 152).

## Träumen Menschen mit Sehbeeinträchtigung auch?

Na klar! Auch Menschen, die blind sind, verarbeiten im Schlaf Alltagssituationen und Emotionen, und zwar so, wie sie sie mit ihren Sinnesorganen wahrgenommen und erlebt haben, also durch Berührungen, Bewegungen oder Geräusche. Bei blind geborenen Träumenden ist im Traum beispielsweise das akustische Hirnareal stärker durchblutet, ebenso wie das, welches für Gerüche und das Fühlen zuständig ist. Sie träumen also genauso, wie sie im wachen Zustand die Wirklichkeit erleben. Menschen, die erst im Laufe ihres Lebens ihr Sehvermögen verloren haben, können auch noch in Bildern träumen.

## Gibt es Träume in Schwarz-Weiß?

Ja, manche Menschen träumen eher in Schwarz-Weiß, andere träumen in Farbe. Das hat das nichts mit dem Sehvermögen zu tun, sondern damit, mit welcher Art von Fernsehen man aufgewachsen ist. Befragungen ergaben, dass über 55-Jährige durchaus hin und wieder monochrom träumen, denn sie kennen aus ihrer Kindheit die Medienwelt, Zeitschriften und Zeitungen, Kino und Fernsehen noch in Schwarz-Weiß. Die Träume derjenigen, die im Grundschulalter Farbfernsehen hatten, waren zu 93 Prozent bunt. Interessanterweise gibt es Hinweise darauf, dass die Menschen vor der Einführung dieser Medien alle noch in Farbe geträumt haben. Also bevor in den verschiedenen Medien Schwarz-Weiß-Bilder alltäglich waren.

Für die meisten Experten ist aber klar: Wir träumen so, wie wir die Welt im Wachzustand sehen, also farbig. Doch die Erinnerung an die Farbigkeit unserer Träume ist von der Medienwelt geprägt.

## Unterscheiden sich die Träume von Männern und Frauen?

Auf jeden Fall können sich Frauen oft besser an ihre Träume erinnern. Das hat allerdings weniger mit der Biologie zu tun, sondern liegt womöglich daran, dass sie öfter schlechter durchschlafen als Männer, nachts also häufiger aufwachen.

Viele Traumpsychologen sind sich einig, dass Traumbilder Erlebtes spiegeln. Das Gehirn gleicht außerdem diese Erfahrungen mit denen ab, die es als Erinnerung gespeichert hat. Deshalb spiegeln Träume auch immer unsere direkte Umwelt wider. Befragungen haben gezeigt, dass Männer häufig deshalb von Männern träumen, weil sie im Alltag, im Studium oder im Beruf viel mit Männern zu tun haben. Wer hingegen mehr mit Frauen zusammenarbeitet oder in einer Partnerschaft mit einer Frau lebte, träumte auch von Frauen. Auch wenn Männer häufiger von Sex träumen, hängt dies mit ihrem Bewusstsein im Wachzustand zusammen. Wer tagsüber öfter sexuellen Fantasien nachhängt, träumt eben auch nachts davon. Für die Genderforscher unter den Schlafexperten ist klar: Männer und Frauen nehmen dieselbe Welt anders wahr, und das zeigt sich in ihren Träumen.

# SCHLAF-KNOW-HOW – DAS QUIZ

**Welches Tier schläft am längsten?**

- ☐ Wespe
- ☐ Australischer Laubfrosch
- ☐ Faultier

**Welches Tier hält einen Winterschlaf?**

☐ Eichhörnchen ☐ Murmeltier ☐ Eidechse

**Wo darf man während der Arbeit schlafen?**

- ☐ Auf einem Meldeamt in Berlin
- ☐ In Japan
- ☐ In einer Bettenabteilung

**Wie viel Schlaf kostet ein Baby im ersten Jahr?**

- ☐ 100 bis 300 Stunden
- ☐ 400 bis 600 Stunden
- ☐ 600 bis 1000 Stunden

**Wie lange kann ein Mensch wach bleiben?**

☐ Etwa drei Tage ☐ Etwa sieben Tage ☐ Etwa elf Tage

**Was kann man lernen?**

- ☐ Im Stehen schlafen
- ☐ Träume steuern
- ☐ Mit offenen Augen schlafen

**Welches Lebewesen schläft fast nie?**

☐ Giraffe ☐ Mauersegler ☐ Baum

## Auflösung

**Welches Tier schläft am längsten?**

*Richtig ist: der australische Laubfrosch.*

Der australische Laubfrosch schläft geschlagene 3 Jahre. Das Faultier schläft 15 bis 20 Stunden pro Tag, die Wespe nur 2 bis 3 Stunden.

**Welches Tier hält einen Winterschlaf?**

*Richtig ist: das Murmeltier.*

Das Murmeltier zieht sich für den Winterschlaf in seinen Bau zurück und bleibt dort in der Regel sechs bis sieben Monate, in ganz hohen Lagen auch länger. Das Eichhörnchen hält Winterruhe, das heißt, es schläft in den Wintermonaten sehr viel und wird nur hin und wieder aktiv, um sich mit Nahrung zu versorgen. Die Eidechse verbringt den Winter in einer Winterstarre, dafür sucht sie sich einen frostsicheren Platz in Steinritzen, in der Erde oder unter Baumwurzeln.

**Wo darf man während der Arbeit schlafen?**

*Richtig ist: in Japan.*

In Japan ist es durchaus üblich, tagsüber in der Öffentlichkeit ein Nickerchen einzulegen oder während der Arbeitszeit zu schlafen, zum Beispiel in einem Meeting. Wenig zu schlafen gilt als Zeichen für Erfolg, dafür wird »Inemuri«, wie der Power Nap auf Japanisch heißt, toleriert. In Deutschland hingegen kann Schlafen während der Arbeitszeit zu arbeitsrechtlichen Konsequenzen führen – bis hin zur außerordentlichen Kündigung. Dabei spielt es keine Rolle, ob man im Büro sitzt oder Betten verkauft.

**Wie viel Schlaf kostet ein Baby im ersten Jahr?**

*Richtig ist: 400 bis 600 Stunden.*

Nicht überraschend: In den ersten drei Monaten nach der Geburt schlafen die Mütter im Durchschnitt eine Stunde weniger als vor der Schwangerschaft, der Schlaf der Väter ist um etwa 15 Minuten kürzer. Das summiert sich …

**Wie lange kann ein Mensch wach bleiben?**

*Richtig ist: etwa elf Tage.*

Das ist ein Rekord (siehe auch Seite 157) und nicht zur Nachahmung empfohlen. Im Rahmen wissenschaftlicher Versuche waren Freiwillige unter sorgfältiger Beobachtung auch schon bis zu zehn Tage wach.

**Was kann man lernen?**

*Richtig ist: Träume steuern.*

Beim sogenannten Klartraum ist der frontale Cortex deutlich aktiver als im normalen Schlaf. Dieser Hirnteil ist für die kritische Bewertung von Geschehnissen zuständig, daher kann der Träumende das Traumerleben wahrnehmen und auch beeinflussen.

Menschen können nicht im Stehen schlafen, da die Körperspannung im Schlaf nachlässt und wir zusammensacken, wodurch wir wieder aufwachen. Unsere Augenlider entspannen sich im Schlaf und fallen zu, zudem schützen die geschlossenen Lider die Augen vor dem Austrocknen. Mit offenen Augen zu schlafen ist nicht möglich.

**Welches Lebewesen schläft fast nie?**

*Richtig ist: der Mauersegler.*

Mauersegler sind Zugvögel und legen Tausende Kilometer zurück, dafür müssen sie monatelang in der Luft bleiben und im Flug schlafen. Sie steigen besonders hoch auf und schlafen im Gleitflug – vermutlich bleibt aber immer eine Hirnhälfte aktiv.

Die Giraffe gehört zu den Tieren, die am wenigsten schlafen: im Durchschnitt sind es zwei Stunden pro Tag. Sie kann sogar mit einer halben Stunde Schlaf am Tag auskommen. In der Regel schläft sie im Stehen. Untersuchungen haben gezeigt, dass Bäume schlafen – sie lassen nachts ihre Blätter sinken (siehe Seite 158).

# FRISCHMACHER

Kaffee, Schokolade, eine kalte Dusche – es gibt verschiedene Möglichkeiten, sich trotz Schlafmangels wach zu halten.

**Kaffee:** Studentinnen und Azubis, die bis morgens für eine Prüfung pauken, die junge Mutter, die nachts kaum geschlafen hat und sich morgens beim Blick in den Spiegel um 20 Jahre älter fühlt, der Intensivpfleger in der Nachtschicht – sie alle greifen gerne zu Koffeinhaltigem. Schließlich gilt Kaffee als der Wachmacher schlechthin.

Und ja, auf den ersten Blick stimmt das auch. Denn nach den ersten ein, zwei Schlückchen kann man sich tatsächlich besser konzentrieren. Allerdings nur kurz, denn tatsächlich steigert das Koffein aus Espresso oder Energydrinks die Leistungsfähigkeit nicht deutlich. Das haben Forschende von der Universität in Michigan State festgestellt. Wer müde ist, bleibt dank Käffchen zwar wach, ist besser gelaunt und kann auch einfachere Aufgaben zu Ende bringen. Bei schwierigeren Aufgabenstellungen wird es dagegen heikel, auch die Anfälligkeit für Fehler und Unfälle bleibt erhöht, egal wie viele Tassen Kaffee man gegen seine Müdigkeit getrunken hat. Das Gehirn bleibt, wenn wir müde sind, in einem langsamen Verarbeitungsmodus.

**Wasser:** Der natürliche Wachmacher versorgt alle Körperzellen, das Blut und das Gehirn mit Flüssigkeit. Mache den Test und trinke morgens nach dem Aufstehen als Erstes ein großes Glas Wasser – da kommst du sofort in die Gänge. Denn das Wasser regt den Stoffwechsel an und der gesamte Körper wird hydriert. Auch die Stimmung hellt sich auf. Im Gegenzug kann Flüssigkeitsmangel große Erschöpfung auslösen, das macht sich schon bei zwei Prozent Flüssigkeitsverlust bemerkbar.

**Grüner und schwarzer Tee:** Die Blätter dieser Tees sind koffeinhaltig, allerdings in geringeren Konzentrationen als die Kaffeebohne. Da das Teein an Gerbstoffe gebunden ist, die den Getränken ihre leichte Bitternote verleihen, wird die Wachmach-Substanz nicht ganz vom Körper aufgenommen. Sie wirkt erst, wenn sie im Darm angelangt ist, und hat deshalb einen späteren und dafür länger anhaltenden Wachmach-Effekt.

**Schokolade:** Auch Kakao ist koffeinhaltig. Intuitiv greifen deshalb viele beim Nachmittagstief zur Büroschokolade. Je höher der Kakaoanteil, desto mehr pusht der Zartbittergenuss.

**Saures** … macht nicht unbedingt lustig, dafür aber wach. Der Grund ist das darin enthaltene Vitamin C. Zitronen, Orangen, Kiwis, aber auch Ingwer kurbeln den Kreislauf an und machen fit.

**Wechselduschen:** Sebastian Kneipp hat vor mehr als 150 Jahren ein Naturheilkundekonzept entwickelt, in dem Kaltwasseranwendungen eine große Rolle spielen. Diese klassische Kneipp-Anwendung wirkt über abwechselnde Kalt-Warm-Reize und trainiert unsere Blutgefäße. Das geht so:

- ◇ Zuerst ein paar Minuten warm duschen.
- ◇ Dann das Wasser auf kalt stellen und den Brausestrahl von der rechten Ferse über Wade und Kniekehle langsam aufwärts bis zum Po führen. Auf die Innenseite des Oberschenkels wechseln und den Strahl wieder zurück zum Fuß führen. Das linke Bein genauso abduschen.
- ◇ Danach den rechten Arm vom Handrücken aus entlang der Außenseite bis zu den Schultern kalt abduschen, dann den Strahl von der Achsel aus am Innenarm entlang zurück zur Handfläche führen. Den linken Arm genauso abduschen.
- ◇ Dann kurz Rücken, Bauch und Brust kalt abbrausen.
- ◇ Kurz warm duschen und das Ganze noch einmal wiederholen.
- ◇ Die Wechseldusche endet mit kaltem Wasser, danach trocken rubbeln und (warm) anziehen.

**Sonne:** Wenn es dunkel wird, schüttet unser Körper das Schlafhormon Melatonin aus, das uns schläfrig macht. Sonnenlicht dagegen vitalisiert und regt den Kreislauf an, außerdem bildet der Körper dann das lebenswichtige Vitamin D, das die Knochen und unser Immunsystem stärkt. Idealerweise setzt man Hände, Arme und Gesicht der Sonnenbestrahlung aus, 20 Minuten sind ein guter Richtwert. Wenn wir ohne Sonnenbrille über die Netzhaut der Augen Sonnenlicht aufnehmen – mit geschlossenen Lidern! –, produziert unser Körper Serotonin, das Aktivitäts- und Glückshormon.

**Bewegung in der Natur:** Sonne in Kombination mit Bewegung ist der Wachmacher schlechthin. Die frische Luft beim Spazierengehen, Wandern oder Laufen sorgt für eine Sauerstoffdusche. Das belebt, macht frisch für den Tag und sorgt für einen besseren Schlaf.

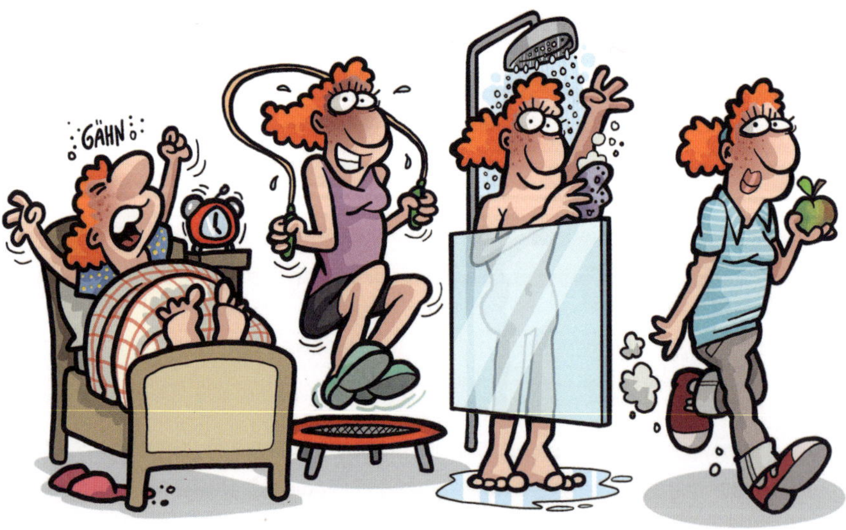

# GOODBYE, HORRORNÄCHTE

Ein nächtlicher Horrortrip raubt einem nicht nur den Schlaf, sondern kann einen regelrecht zermürben. Wer träumt, dass er ins Bodenlose stürzt, verfolgt wird, gelähmt ist und sich kein Stück mehr weiterbewegen kann oder gar mit dem Tod eines geliebten Menschen konfrontiert wird, erlebt die Hölle. Die Gefühle und körperlichen Reaktionen, die ein Albtraum auslösen kann, sind so stark und so negativ, dass man meist davon wach wird. Die Träume, von denen man nicht aufwacht, sind allerdings kein Stück weniger schlimm.

Jeder Mensch hat gelegentlich Albträume, Kinder häufiger als Erwachsene. Schlimm wird es dann, wenn der Leidensdruck durch die Albträume wächst und Betroffene noch tagsüber Angst empfinden oder sich nicht mehr schlafen legen möchten, aus Furcht vor dem, was ihnen in der Nacht droht. Wer mehr als einmal pro Woche einen Albtraum durchleidet, kann unter einer Angsttraumstörung leiden, die zu den Schlafstörungen gehört. Davon sind etwa fünf Prozent der Erwachsenen in Deutschland betroffen.

Eine neuere Studie von Forschern der Uni Genf zeigt, dass uns Angstträume auf ähnliche Erlebnisse im Wachzustand vorbereiten. Wer die negativen Emotionen schon in der Nacht durchgestanden hat, kann seine Angst im echten Leben besser kontrollieren. Und damit auch auf Bedrohungen besonnener reagieren.

## Wen trifft's?

Laut einer finnischen Untersuchung haben Menschen mit Depressionen oder einem negativen Selbstbild vergleichsweise häufig Albträume. Aber auch Stress, Kummer und negative Gedanken im Alltag können Albträume begünstigen. Vor allem Menschen mit einer posttraumatischen Belastungsstörung trifft es besonders oft. In ihren Albträumen wiederholt sich meist ein bestimmtes Thema. Auch eine persönliche Veranlagung sowie

Medikamente wie Blutdrucksenker, Antihistaminika oder Antidepressiva können Albträume begünstigen. Und Alkohol. Der erleichtert zwar das Einschlafen, erschwert aber das Durchschlafen und macht Albträume unter Umständen noch intensiver. Spätes Essen ist ebenfalls ungünstig, da die Körpertemperatur dadurch wieder ansteigt und das Gehirn aktiviert wird.

Häufig auftretende Albträume gehören zu den Angststörungen. Die gute Nachricht: Sie sind gut behandelbar, sofern sie keine erkennbare Ursache haben.

### Konfrontation und Bewältigung

Wer unter wiederkehrenden Albträumen leidet, sollte ein Traumtagebuch führen (siehe Seite 140), so die Empfehlung der Schlafforscherinnen und Schlafforscher. Dabei können Betroffene ganz schnell feststellen, dass sich ihre Träume nicht exakt wiederholen, wie oft behauptet, sondern dass es nur bestimmte Elemente sind, die immer wieder auftauchen. Wenn Albträume sehr belasten, sollte man sich von der Hausärztin oder dem Hausarzt einen Psychotherapeuten oder einen Schlafmediziner empfehlen lassen.

Bewährt hat sich aber auch die Technik der Konfrontation. Das geht so: Den Albtraum aufschreiben und ihn sich dann mehrmals hintereinander vorlesen. Dadurch gewöhnt man sich an die Geschichte, sie verliert allmählich und vor allem so im Alltag »nacherlebt« ihr Grauen.

Ein anderer bewährter Ansatz ist die Imagery Rehearsal Therapy. Hier schreibt man den Albtraum auch auf und vollzieht ihn nach, aber man erfindet auch noch ein neues, positives Ende. Dazu gehören aber nicht Weglaufen oder Aufwachen, sondern die Vorstellung von Menschen oder Tieren, die einem zu Hilfe eilen. Es geht hier darum, sich vorzustellen, dass man aktiv etwas gegen die Bedrohung tun kann. Diesen neuen Verlauf soll man zwei Wochen lang einmal pro Tag gedanklich durchgehen. In der Folge legt das Gehirn das alternative Verhaltensmuster an. Selbst wenn man das neue Ende wohl nicht genau so träumen wird, verschwindet der Albtraum oder wird weniger bedrückend.

## RIDDIKULUS!

Die englische Bestsellerautorin und Harry-Potter-Erfinderin Joanne K. Rowling variiert die Anti-Albtraum-Methode im Zauberunterricht von Professor Remus Lupin. In »Harry Potter und der Gefangene von Askaban« ist der Irrwicht im Schrank das Schreckgespenst, das für die schlimmsten Albträume der Schüler steht, und die Drittklässler lernen ihn zu entzaubern. Der Riddikulus-Zauberspruch (lateinisch: *ridiculus* = lächerlich) hilft dabei, den Irrwicht in eine lächerliche Form zu zwingen. Ein Irrwicht, der Gelächter statt Angst hervorruft, zerplatzt wie eine Seifenblase. Das funktioniert allerdings nicht, wenn er die Person so erschreckt, dass sie ihn nicht mehr lächerlich machen kann …

# SCHLAFMYTHEN

Um den Schlaf ranken sich viele Mythen – hier gehen wir einigen von ihnen auf den Grund.

## Müdigkeit erkennt man am Gähnen

Hast du dich schon mal gefragt, wieso du gähnst? Vermutlich, weil du hundemüde bist, oder? Tja, denkste! Tatsächlich hat der Gähnreflex viele unterschiedliche Funktionen.

Es gibt zum Beispiel das Empathie-Gähnen, welches durch die sogenannten Spiegelneuronen ausgelöst wird, weil jemand anderer gähnt. Darum sagt man auch, dass Gähnen ansteckend ist. Ein weiterer Effekt des Gähnens, der dich überraschen dürfte, ist die Kühlung des Gehirns. Das konnte mittlerweile sowohl an Ratten als auch an Menschen nachgewiesen werden. Vermehrtes Gähnen tritt demnach insbesondere in heißen oder sehr stressreichen Umgebungen auf. Beide Faktoren sorgen für einen Anstieg der Körpertemperatur. Mit Müdigkeit hat Gähnen also nichts zu tun, allenfalls mit Stress oder einem heißen Kopf.

## Im Schlaf verschlucken wir pro Jahr acht Spinnen

Die Frage ist, ob wir im Schlaf überhaupt schlucken. Wenn wir wach sind, schlucken wir beim Essen, um Nahrung in den Magen zu befördern. Das ist ein Reflex, er ist angeboren und eine unserer wichtigsten Körperfunktionen. Jeden Tag schluckt ein Erwachsener in 24 Stunden etwa 600-mal, davon 550-mal im Wachzustand und davon wiederum 200-mal beim Essen. Dabei produzieren wir ungefähr 1 Liter Speichel.

Wenn wir nun schlafen, nimmt der Schluckreflex genauso ab wie die Atemhäufigkeit, die Körpertemperatur oder der Herzschlag. Jetzt wird nur noch so wenig Speichel produziert, wie eben nötig ist, und der wird entsprechend seltener heruntergeschluckt. Eine Spinne, die sich mit Suizidabsichten über unserem Mund abseilt, bräuchte also folgende Idealbedingungen, um ihrem Leben ein Ende zu setzen: Erstens muss sie ihr geliebtes Netz verlassen. Dann muss sie sich freiwillig einem schlafenden, atmenden und eventuell noch schnarchenden Berg (= Mensch) nähern, wozu sie im Vorfeld ein Desensibilisierungstraining abgeschlossen haben sollte. Und schließlich muss sie warten, bis der Mund des Bergs aufgeht, und genau im richtigen Moment reinhüpfen, ohne zu krabbeln und den Berg damit aufzuwecken.

Augenzeugenberichte von aufmerksamen Bettnachbarn werden gerne entgegengenommen.

## Der Mond-Effekt macht wach

Der Mond ist wirklich magisch, findest du nicht? Mit seinen wechselnden Phasen beeinflusst er die Gezeiten der Ozeane, das Wachstum von Pflanzen und den Lebenszyklus von vielen Tieren. Auch wir Menschen schreiben dem Mond einen Einfluss auf unseren Körper zu, zum Beispiel auf den weiblichen Menstruationszyklus. Und er soll unseren Schlaf beeinflussen. »Ich konnte gestern Nacht überhaupt nicht schlafen, kein Wunder, war ja auch Vollmond«, hast du sicher schon gehört oder selbst gedacht. Und nicht nur das: Auch Schlafwandelnde sollen bei Vollmond vermehrt unterwegs sein. Aber stimmt das? Kann uns der Mond wirklich so sehr beeinflussen?

Viele sagen: »Nix da! Die Großstädte leuchten doch längst viel heller als der Mond, genau wie die elektrischen Lichter in den Häusern.« Der Vollmond-Effekt auf unseren Schlaf galt darum lange als subjektiv und umstritten. Eine neuere Studie, die Großstadtbewohner und Mitglieder eines argentinischen Naturvolks miteinander verglich, zeigte jedoch, dass es sowohl bei jungen Städtern wie auch bei den Mitgliedern des Naturvolks, das nur wenig Anschluss an Elektrizität und damit an künstliches Licht hat, bei Vollmond tatsächlich Abweichungen von der Schlafdauer gibt: In den Nächten vor Vollmond schliefen die Testpersonen später ein und auch insgesamt weniger. Dieses Muster wiederholte sich alle 29,5 Tage, also mit dem Mondzyklus. Die Schlafforschenden erklären dieses Phänomen mit einem Überlebensvorteil, der sich für unsere Vorfahren aus den kurzen, hellen Nächten ergeben hat – sie konnten sich besser vor Angreifern schützen – und der bis heute wirksam ist.

## Wer früher ins Bett geht, schläft besser

Lange hieß es, der Schlaf vor Mitternacht sei der wichtigste. Ist da wirklich was dran? Tatsächlich durchlaufen wir in den ersten drei bis vier Stunden unserer Nachtruhe die meisten erholsamen Tiefschlafphasen, im weiteren Verlauf nehmen sie ab. Zum Morgen hin nimmt der REM-Schlaf zu, also unsere Traumzeit. Im Gegensatz zum Tiefschlaf ist diese Schlafphase an unsere innere Uhr und ihren zirka 24-stündigen Rhythmus gekoppelt.

So gesehen: Für den erholsamen Tiefschlaf ist es egal, ob wir um 20, um 22 oder um 0:30 Uhr ins Bett gehen. Legen wir uns aber erst in den frühen Morgenstunden schlafen, wenn die Vögel schon zwitschern, dann überwiegt der REM-Schlaf und der Tiefschlaf ist verringert.

## Frauen schlafen besser allein

Das Schlafverhalten von Frauen ist nachweislich störanfälliger als das von Männern. Besonders sensibel reagieren sie auf die Anwesenheit eines Bettpartners oder einer Bettpartnerin. Bei Männern dagegen verhält es sich genau andersherum: Ruhen sie neben der beziehungsweise dem Liebsten, genießen sie einen besseren Schlaf.

Und auch die innere Uhr von Frauen tickt etwas anders als die von Männern. Sie gehören eher zum Chronotyp der früh aufstehenden Lerchen, gehen früher ins Bett und sind morgens auch früher am Start. Schlafen sie allerdings mit einem Partner oder einer Partnerin in einem Bett, passen sie sich oft unbewusst an den anderen Rhythmus an. Idealerweise sollten Frauen deshalb für ruhigere Nächte gelegentlich in einem anderen Raum schlafen.

# 25 SPANNENDE FAKTEN ZUM SCHLAF

1. In der Nacht wachen wir im Durchschnitt bis zu 30-mal auf, ohne es zu merken.
2. Zum Einschlafen benötigen wir durchschnittlich sieben Minuten.
3. Wir drehen uns pro Nacht ungefähr 20- bis 30-mal, damit unser Körper besser durchblutet wird.
4. Zu wenig Schlaf führt laut Studien zu weniger Sex bei Männern und Frauen.
5. Vor dem Schlafen noch mal das Gelernte wiederholen. Das hilft, es besser im Gedächtnis zu behalten.
6. Die längste Zeitperiode, die ein Mensch bislang ohne Schlaf verbrachte, waren 266 Stunden am Stück. Der Brite Tony Wright blieb im Mai 2007 mehr als elf Tage und elf Nächte wach. Davor hielt der Amerikaner Randy Gardner den Rekord. Der Student hatte 1964 im Rahmen eines Experiments 264 Stunden lang die Augen offen gehalten.
7. Nach der Zeitumstellung im Frühjahr nehmen Verkehrsunfälle zu. Wenn im Herbst die Uhren zurückgestellt werden und der Tag der Umstellung eine Stunde länger dauert, verringert sich das Unfallrisiko in der Folgewoche um sechs Prozent.
8. Es ist nicht eindeutig bewiesen, dass man aufgrund von blauen Anteilen im Display von Handy oder Computer schlechter schläft.
9. Eine Nacht ohne Schlaf wirkt wie ein Promille Alkohol.
10. Im Schlaf verbrauchen wir Energie und verbrennen Kalorien. Wie viele, hängt vom Körpergewicht ab. Bei einem Gewicht von 60 Kilogramm verbraucht man ungefähr 55 Kalorien, bei 70 Kilogramm etwa 65 Kalorien pro Stunde Schlaf usw. Bei sieben Stunden Schlaf wären das 385 beziehungsweise 455 Kalorien.

11. Jede Nacht gibt man im Schlaf bis zu 500 Milliliter Feuchtigkeit ab. Nach 30 000 Stunden Schlaf, was ungefähr zehn Jahren entspricht, hat eine Matratze 1800 Liter Schweiß aufgesogen.
12. Vorschlafen funktioniert nicht, weil wir nicht müde sind. Außerdem kann der Körper Schlaf nicht speichern.
13. Junge Eltern verlieren in den ersten beiden Lebensjahren eines Kindes rund sechs Monate an Schlaf. Im Lauf der Zeit kommen so sechs Jahre Schlafverlust zusammen.
14. Sex mit dem Partner oder der Partnerin hilft beim Einschlafen, vorausgesetzt der Beischlaf ist nicht akrobatisch und beide haben dabei einen Orgasmus.
15. Normalschnarcher bringen es auf 21 Dezibel, was ungefähr so laut ist wie das Rascheln von Blättern im Wind. Sehr lautes Schnarchen kommt dem eines älteren Rasenmähers gleich. Das bislang lauteste gemessene Schnarchen betrug 111 Dezibel, was einem startenden Düsenflugzeug entspricht.
16. Pro Stunde Zeitverschiebung braucht unsere innere Uhr etwa einen Tag, um sich an die neue Zeit anzupassen.
17. Eine britische Studie mit 900 Schülern ergab, dass jeder fünfte Befragte »fast immer« nachts sein Smartphone checkte.
18. Barack Obama, bekennende Nachteule und Kurzschläfer, kam als US-Präsident mit fünf Stunden Schlaf im Schnitt aus. Er hielt sich nicht mit Kaffee oder Wasser wach, sondern mit sieben gesalzenen Mandeln.
19. Narkolepsie ist eine Erkrankung, bei der Menschen am Tag von Schlafattacken überrascht werden. Die Schlafkrankheit betrifft etwa 40 000 Menschen in Deutschland, bis zur richtigen Diagnose vergehen oft über zehn Jahre.
20. Auch Bäume schlafen. Wie die meisten Lebewesen passen sie sich einem Tag-und-Nacht-Rhythmus an und lassen nachts Blätter und Zweige sinken, wie mithilfe von Laser-Scannern festgestellt werden konnte.

21. Man kann nicht gleichzeitig schnarchen und träumen.
22. Paare mit einer harmonischen Partnerschaft haben längere und störungsfreiere REM-Phasen als Singleschläfer. Das wirkt sich positiv auf die psychische Gesundheit, das Gedächtnis und die Kreativität aus.
23. Ein gesunder Mann bekommt jede Nacht drei- bis fünfmal eine Erektion (fachsprachlich: nocturnal penile tumescenes/NPTs). Die letzte davon ist die sogenannte Morgenlatte. Aber wozu dienen die nächtlichen Ständer? Ganz einfach: Das ist Training! Die Erektionen trainieren das Penisgewebe. Fallen sie aus, kann es ein Hinweis auf eine erektile Dysfunktion sein, also auf eine Erektionsstörung.
24. Albert Einstein soll die Formel $E = mc^2$ einem Traum verdanken. Dabei raste er – begleitet von Lichtimpulsen – einen Schneehang hinunter. E steht in der Formel für die Energie, m für Masse und c für die Lichtgeschwindigkeit.
25. Schlaf ist ein Riesengeschäft. Weltweit brachte das Geschäft mit Schlafhilfen laut US-Marktforschung im Jahr 2019 rund 70 Milliarden US-Dollar (etwa 63 Milliarden Euro) Umsatz, Tendenz steigend.

# SCHLAF GUT! DIE BESTEN TIPPS FÜR EINE ERHOLSAME NACHTRUHE

Wenn du nachts gut und erholsamen schlafen möchtest, kannst du schon tagsüber einiges dafür tun.

## Bewegung

Körperlich aktiv zu sein oder regelmäßig Sport zu treiben hilft nachweislich dabei, besser zu schlafen. Wer abends trainiert, sollte aber zwei Stunden vor dem Zubettgehen damit fertig sein und zur Ruhe kommen. Sport wirkt körperlich entspannend und bietet damit ein Gegengewicht zum unvermeidlichen Alltagsstress.

## Frische Luft

Wer vormittags Sonne und frische Luft tankt, kann nachts besser schlafen. Wenn du morgens keine Zeit hast, kannst du auch deine Mittagspause für einen Spaziergang um den Block oder im Park nutzen. Richte deinen Tagesablauf mit Beginn des Frühjahrs am besten nach der Sonne aus und tanke so viel Tageslicht wie möglich. Dann bildest du Serotonin, das später am Tag in das Schlafhormon Melatonin umgewandelt wird (siehe Seite 123).

## Biorhythmus

Folge deinem Biorhythmus und deiner inneren Uhr: Strukturiere deinen Alltag so, dass er zu deinem Chronotyp passt (siehe Seite 125). Je klarer und passender dein Alltag und dein Abendprogramm durchgetaktet sind, desto eher pendelt sich ein gesunder Schlaf-Wach-Rhythmus ein.

## Leichtes Abendbrot

Leicht essen, schlaffördernd trinken: Grundsätzlich solltest du am Abend etwas Leichtes essen, damit dein Körper die Mahlzeit noch vor dem Einschlafen weitgehend verdauen kann. Sonst sind Magen und Darm noch beschäftigt, wenn's ins Bett geht, und halten dich wach. Am besten isst du zwei bis drei Stunden vor dem Schlafengehen.

Ideal ist ein Mix aus zwei Dritteln Gemüse, zubereitet mit gesunden Pflanzenölen. Dazu gibt es eine sättigende Portion Eiweiß, entweder pflanzlich in Form von Tofu oder aus tierischen Quellen mit Eiern, magerem Fleisch oder Fisch. Darin sind alle Nährstoffe enthalten, die dein Körper nachts für Reparaturprozesse und zur Zellneubildung braucht. Sättigungsbeilagen wie Brot, Kartoffeln oder Nudeln sollten abends in kleinen Mengen auf deinem Teller liegen. Sie erhöhen den Blutzucker rasch und halten im Gegensatz zu Eiweiß nicht lange satt.

Wer in der Nachtschicht arbeitet, sollte vor Arbeitsantritt seine Abendmahlzeit essen und morgens, bevor es ins Bett geht, ein leichtes Frühstück zu sich nehmen.

## Nüchtern bleiben

Nach 16 Uhr solltest du am besten keine anregenden Getränke mehr zu dir nehmen. Also keinen Kaffee oder Energydrinks, genauso wenig wie schwarzen oder grünen Tee. Trinke ab dem späten Nachmittag lieber Wasser oder Kräutertee. Perfekt sind schlaffördernde Tees mit Baldrian, Johanniskraut, Melisse, Kamille oder Lavendel. Wenn du nachts arbeitest, achte darauf, dass du genug Wasser trinkst: 1,5 bis 2 Liter! Und ganz wichtig: Für eine gute, erholsame Nachtruhe lohnt sich Nüchternheit. Das Feierabendbierchen macht zwar schön müde, aber Alkohol verkürzt die Tiefschlafphasen.

## Rauchstopp

Vor dem Schlafen solltest du nicht mehr rauchen, denn Nikotin ist ein Wachmacher. Versuche am besten, das Rauchen ganz aufzugeben oder zumindest die Zahl der täglichen Zigaretten zu reduzieren. Deine Lunge wird es dir danken – und dein Schlaf auch. Denn nach dem Überwinden der Sucht wirst du viel besser schlummern können.

## Relax

Entspann dich vor dem Schlafengehen. Das baut den Stress des Tages ab und der Cortisolspiegel sinkt. Manchmal tun auch Schlafrituale gut. Vielleicht eine Runde Yoga zum Runterkommen, autogenes Training, progressive Muskelentspannung nach Jacobson, Meditation – hierzu gibt es jede Menge Anregungen auf YouTube –, leise Musik oder ein Abendspaziergang. Versuche, abends neuen Stress zu vermeiden, und verschiebe Problemgespräche im Zweifelsfall auf den früheren Abend.

## Heißes Bad

Ein heißes Bad am Abend macht richtig schön müde. Beruhigende Badezusätze wie Lavendel oder Melisse verstärken den Effekt. Gehe am besten ein bis zwei Stunden vor dem Zubettgehen in die Badewanne. Sobald sich die Körpertemperatur nach dem Bad wieder abkühlt, wirst du so richtig schön schläfrig.

## Warmes Fußbad

Du hast keine Badewanne? Auch ein Fußbad hilft, sich zu entspannen. Fülle eine ausreichend große Schüssel mit warmem Wasser, um den Effekt zu erhöhen, kannst du ein ätherisches Öl ins Wasser geben, zum Beispiel Lavendel- oder Rosenöl. Bade deine Füße etwa 10 Minuten lang im warmen Wasser. Danach duschst du sie kurz kalt ab, streifst das Wasser etwas mit den Händen ab und ziehst warme Wollsocken an. Nun kannst du noch für eine entspannende halbe Stunde auf das Sofa gehen oder direkt ins Bett.

## Schlafzimmercheck

Schau dich mal in deinem Schlafzimmer um. Sieht es aus wie ein gemütlicher Raum, in dem du dich geborgen und wohl fühlst? Oder erinnert es dich eher an ein Arbeitszimmer, eine Rumpelkammer oder einen Abstellraum? Wenn du dich in deinem Schlafzimmer wohlfühlen möchtest, solltest du Bügelbrett, Wäscheberge, Schreibtisch und Fernseher unbedingt daraus verbannen. Sorge stattdessen für eine gemütliche Atmosphäre: Indirekte Lichtquellen tauchen den Raum in ein warmes Licht, helle, zurückhaltende Wandfarben sorgen für Gemütlichkeit, genau wie kuschelige Textilien.

Ansonsten gilt: Lüfte vor dem Zubettgehen noch einmal durch. Das bringt mehr Sauerstoff und kühlere Temperaturen ins Zimmer, beides hilft beim Ein- und Durchschlafen. Empfehlenswert ist eine Raumtemperatur von 15 bis 17 °C.

### Matratzencheck

Eine durchgelegene oder unpassende Schlafunterlage kann erholsamen Schlaf verhindern und deinem Rücken ordentlich zusetzen. Als Faustregel gilt daher: Alle zehn Jahre ist eine neue Matratze dran. Achte beim Kauf darauf, dass Matratze und Lattenrost zueinander passen und auf deine individuellen Schlaf- und Liegebedürfnisse abgestimmt sind. Das Gleiche gilt für Bettdecke und Kopfkissen: Sie sollten weder zu dick noch zu dünn sein und keine Allergien auslösen. Lass dich am besten einmal ordentlich beraten und setze, wenn möglich, nicht auf das billigste Modell. Denk dran: Du verbringst sehr viel Zeit mit deiner Matratze.

### Ab ins Bett

Aber erst, wenn du müde bist! Alle 90 bis 100 Minuten wechseln wir von einer Müdigkeits- in eine Wachphase. Die Müdigkeitsintervalle solltest du fürs Zubettgehen nutzen. Nur so entsteht ein echter Schlafdruck, und der sorgt für einen guten, erholsamen Tiefschlaf.

### Ciao, Grübelmonster

Viele Menschen liegen nachts wach, weil sich ihre Gedanken im Kreis drehen. Der Klassiker: To-do-Listen durchgehen und sich den Kopf darüber zerbrechen, was am nächsten Tag alles abgearbeitet werden muss. Wenn du das vermeiden möchtest, solltest du versuchen, alle kleinen To-dos vor dem Einschlafen zu erledigen. Zumindest die, bei denen es möglich ist: Räume abends noch ein paar Minuten auf, lege deine Kleidung für den nächsten Tag raus und bereite das Frühstück vor. Die großen To-dos schreibst du am besten auf eine Liste – dann brauchst du dir zumindest keine Sorgen mehr zu machen, dass du etwas vergessen könntest. Alle anderen Gedanken sind gut in einem Tagebuch aufgehoben. Sind sie einmal niedergeschrieben, kannst du sie für die Nacht abhaken.

### Schlaf-und-Wach-Routine

Wir sind Gewohnheitstiere. Ein regelmäßiger Rhythmus tut uns gut, sofern er zu unserem Chronotyp passt. Passe deine Schlafzeit daher so gut wie möglich an deine persönlichen Bedürfnisse an. Kleine Abweichungen sind natürlich okay, zum Beispiel wenn du am Wochenende mal länger wach bleiben oder ausschlafen möchtest. Halte die Veränderungen jedoch so klein wie möglich, denn zu starke Abweichungen können Schlafstörungen verstärken. Und: Solltest du Probleme mit dem Ein- und Durchschlafen haben und tagsüber müde sein, halte keinen Mittagsschlaf. Denn dieser senkt den Schlafdruck am Abend.

### Ich kann immer noch nicht einschlafen

Wenn du trotz allem nicht in den Schlaf findest, solltest du keine Zeit damit verschwenden, dich frustriert im Bett herumzuwälzen und zu grübeln. Am besten stehst du auf. Was du jetzt tun kannst? Was auch immer du möchtest! Die Spülmaschine ausräumen, Wäsche zusammenlegen, ein Buch lesen oder Sudokus lösen. Hauptsache, du entspannst dich und weckst niemanden auf. Wenn du wieder müde wirst, gehst du einfach zurück ins Bett. Und keine Sorge: Wenn du mal eine Nacht nicht genug Schlaf bekommst, wirst du am nächsten Abend umso müder sein. Dein Körper holt sich seine Erholung.

### Vorsorgeuntersuchungen für Schichtarbeitende

Menschen, die nachts arbeiten, arbeiten meist gegen ihre biologische Uhr. Ab einem Alter von etwa 45 Jahren können wir das schlechter wegstecken.

Umso wichtiger ist es für Menschen in Schichtarbeit, sich regelmäßig ärztlich untersuchen zu lassen, um die Entstehung von Bluthochdruck oder Typ-2-Diabetes zu vermeiden.

### Schlafmittel

Sie klingen verlockend, sollten aber wirklich nicht die erste Wahl sein. Und schon gar nicht auf eigene Faust eingenommen werden! Besprich die Anwendung von Schlafmitteln also unbedingt mit deiner Ärztin oder deinem Arzt und nimm sie so kurz wie möglich ein. Vor allem im höheren Alter sollten sie nur mit Vorsicht eingesetzt werden, denn sie können Gangunsicherheit und damit ein erhöhtes Sturzrisiko verursachen, die Gehirnleistung beeinträchtigen und zu Inkontinenz führen. Außerdem können sie bei schlafbezogenen Atemstörungen die Dauer und Häufigkeit der Atemaussetzer steigern.

Sollten alle Tipps zum Einschlafen nichts bringen, sprich mit deinem Arzt oder deiner Ärztin darüber. Denke aber daran: Der beste und gesündeste Schlaf – garantiert ohne unerwünschte Nebenwirkungen – ist der, in den der Körper selbst fällt.

### Der Autor

**Dr. med. Johannes Wimmer,** der »Video-Mediziner Ihres Vertrauens« (TK) arbeitete unter anderem als Arzt in einer großen Hamburger Notaufnahme, als Stabsarzt der Marine beim Psychotraumazentrum der Bundeswehr in Berlin und als Leiter der Patientenkommunikation am IVDP des Universitätsklinikums Hamburg-Eppendorf. In seinen Videos spricht Dr. Wimmer über aktuelle Gesundheitsthemen, aber auch über Dauerbrenner wie Impfen, Grippe oder Organspende. Der YouTube-Mediziner erklärt im Wochentakt Volkskrankheiten, räumt mit Medizinmythen auf und gibt praktische Gesundheitstipps – alles medizinisch fundiert und stets mit einem Augenzwinkern. Wichtig ist dem promovierten Humanmediziner, dass sich die Infos über Medizin in der realen Welt, im Internet und den Social-Media-Kanälen ergänzen. Dr. Johannes Wimmer: »Da geht es dann nicht nur um die harten Fakten, sondern auch um das Drumherum:

- Hab ich das alles richtig verstanden?
- Wie fühle ich mich dabei?
- Wie geht es anderen?
- Kann mir da vielleicht jemand helfen?«

Dr. Johannes Wimmer weiß: »Ganz oft hilft schon einfach die Anteilnahme oder der Zuspruch anderer«.

## BÜCHER UND ADRESSEN

### Bücher von Johannes Wimmer im GU-Verlag

*Wenn die Faust des Universums zuschlägt*

*Medizin endlich verständlich. Medikamente – Ernährung – Stress*

*Meine Hormone. Bin ich ferngesteuert? Den mächtigen Botenstoffen auf der Spur*

### Noch mehr Bücher von Johannes Wimmer

mit Matthias Augustin und Robin Harig: *Alles über die Haut. Wie Sie gesund und natürlich schön bleiben.* Ullstein

mit Robin Haring: *Ein Schnupfen ist kein Beinbruch.* Ullstein

mit Robin Haring: *Fragen Sie Dr. Johannes.* Ullstein

### Adressen, die weiterhelfen

**Dr. Johannes Wimmer – der Video-Mediziner Ihres Vertrauens:** www.tk.de

**Schlaf:** www.rki.de Themenblatt Schlaf

**Albträume:** Sprechstunde für Erwachsene www.zi-mannheim.de

**Alles rund um gesunden Schlaf:** www.schlaf.org

**Schlafapnoe und chronische Schlafstörungen:** www.schlafapnoe-solingen.de

**Schlaflabore finden:** www.dgsm.de

**Schlafen und Schichtarbeit:** www.barmer.de

**Morbus Crohn und Colitis ulcerosa:** www.dccv.de

# MEHR ENERGIE, MEHR WOHLBEFINDEN!

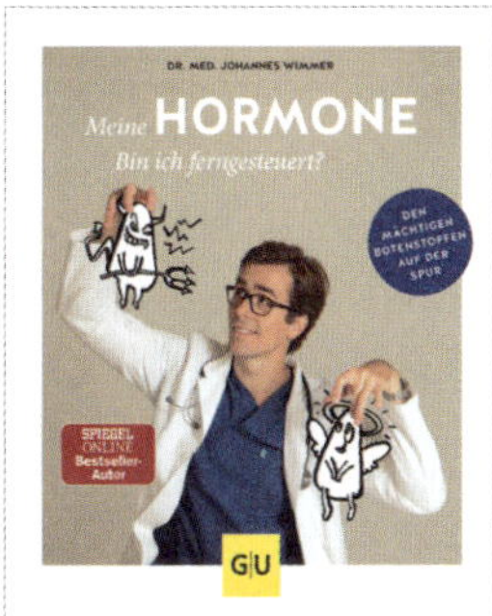


ISBN 978-3-8338-6687-6

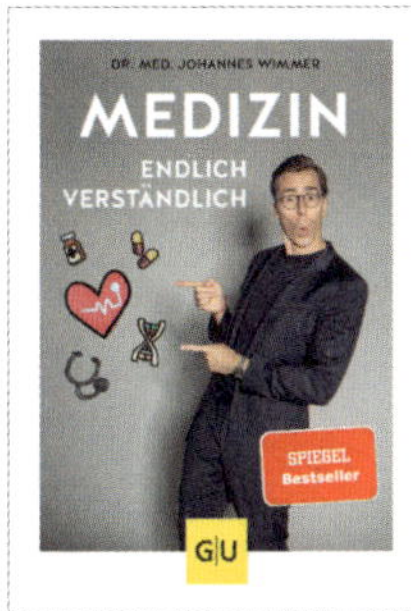


ISBN 978-3-8338-7724-7

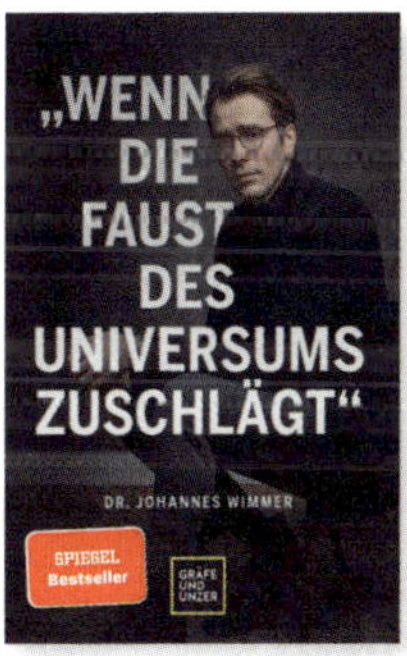


ISBN 978-3-8338-8104-6

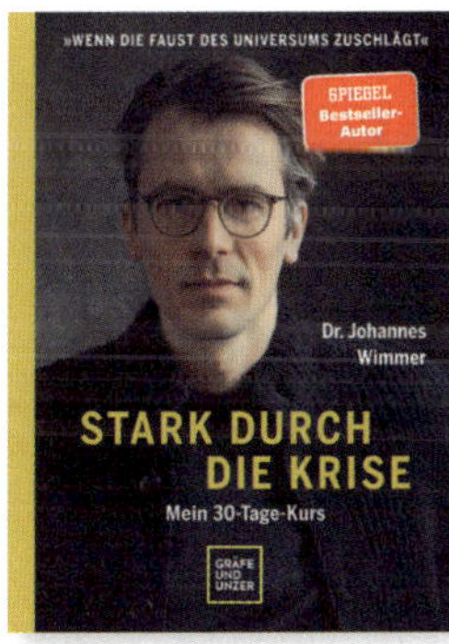


ISBN 978-3-8338-8508-2

Alle hier vorgestellten Bücher sind auch als eBook erhältlich.

G|U

LIEBE LESERINNEN UND LESER,

wir wollen Ihnen mit diesem Buch Informationen und Anregungen geben, um Ihnen das Leben zu erleichtern oder Sie zu inspirieren, Neues auszuprobieren. Wir achten bei der Erstellung unserer Bücher auf Aktualität und stellen höchste Ansprüche an Inhalt und Gestaltung. Alle Anleitungen und Rezepte werden von unseren Autoren, jeweils Experten auf ihren Gebieten, gewissenhaft erstellt und von unseren Redakteur*innen mit größter Sorgfalt ausgewählt und geprüft.

Haben wir Ihre Erwartungen erfüllt? Sind Sie mit diesem Buch und seinen Inhalten zufrieden? Wir freuen uns auf Ihre Rückmeldung. Und wir freuen uns, wenn Sie diesen Titel weiterempfehlen, in Ihrem Freundeskreis oder bei Ihrem Online-Kauf.

Sollten wir Ihre Erwartungen so gar nicht erfüllt haben, tauschen wir Ihnen Ihr Buch jederzeit gegen ein gleichwertiges zum gleichen oder ähnlichen Thema um.

KONTAKT ZUM LESERSERVICE

GRÄFE UND UNZER VERLAG
Grillparzerstraße 12
81675 München
www.gu.de

GRÄFE UND UNZER

Ein Unternehmen der
GANSKE VERLAGSGRUPPE

# IMPRESSUM



GU ist eine eingetragene Marke der GRÄFE UND UNZER VERLAG GmbH, www.gu.de

ISBN 978-3-8338-7873-2
1. Auflage 2022



Projektleitung: Christof Klocker
Lektorat: Annette Gillich-Beltz, Ina Volkmer
Bildredaktion: Nele Schneidewind
Umschlaggestaltung und Layout: Sabine Krohberger, ki36, München
Herstellung: Markus Plötz
Satz: Uhl + Massopust, Aalen
Reproduktion: Repro Ludwig
Druck und Bindung: DZS Grafik d.o.o.

## Umwelthinweis

Nachhaltigkeit ist uns sehr wichtig. Der Rohstoff Papier ist in der Buchproduktion hierfür von entscheidender Bedeutung. Daher ist dieses Buch auf PEFC-zertifiziertem Papier gedruckt. PEFC garantiert, dass ökologische, soziale und ökonomische Aspekte in der Verarbeitungskette unabhängig überwacht werden und lückenlos nachvollziehbar sind.

## Bildnachweis

Cartoons: Daniel Lüdeling, www.medi-learn.de/cartoons
Autorenfotos: Robert Grischek, Hamburg

Syndication: www.seasons.agency

## Wichtiger Hinweis

Die Gedanken, Methoden und Anregungen in diesem Buch stellen die Meinung bzw. Erfahrung der Verfasser dar. Sie wurden von den Autoren nach bestem Wissen erstellt und mit größtmöglicher Sorgfalt geprüft. Sie bieten jedoch keinen Ersatz für persönlichen kompetenten medizinischen Rat. Jede Leserin, jeder Leser ist für das eigene Tun und Lassen auch weiterhin selbst verantwortlich. Weder Autoren noch Verlag können für eventuelle Nachteile oder Schäden, die aus den im Buch gegebenen praktischen Hinweisen resultieren, eine Haftung übernehmen.